SCHIZOID

Dirk Nordmann

SCHIZOID

Wenn Nähe zum Problem wird

Eine Erfahrung

Verlag der Ideen

Dirk Nordmann,

geboren Anfang der Siebzigerjahre, wuchs
in einem Vorort Hamburgs auf.
Fünfzehn Jahre war er als Masseur und
medizinischer Bademeister tätig.
2012 bekam er eine Ermüdungsdepression.
Im Zuge der Therapie wurde eine
schizoide Persönlichkeitsstörung festgestellt. Er lebt mit seiner transsexuellen Lebensgefährtin in Hamburg.

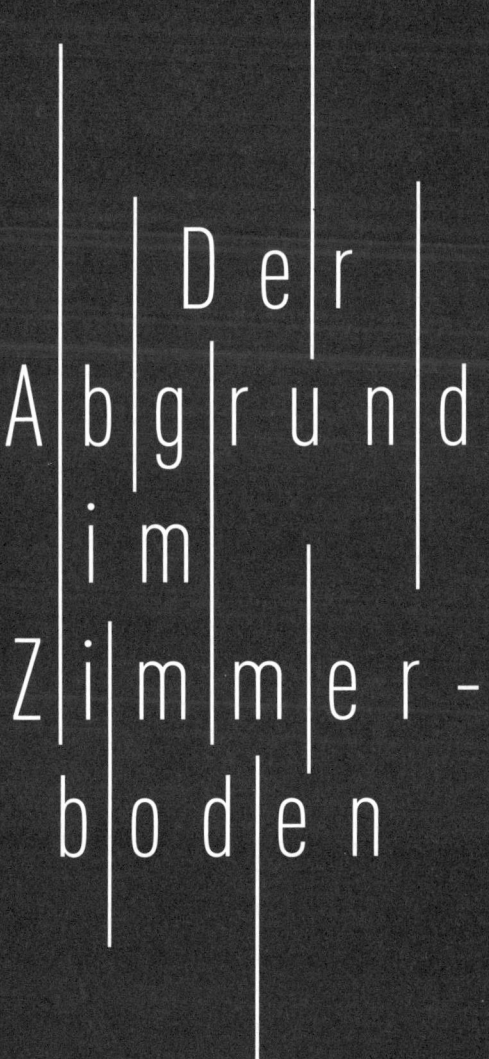

Der Abgrund im Zimmerboden

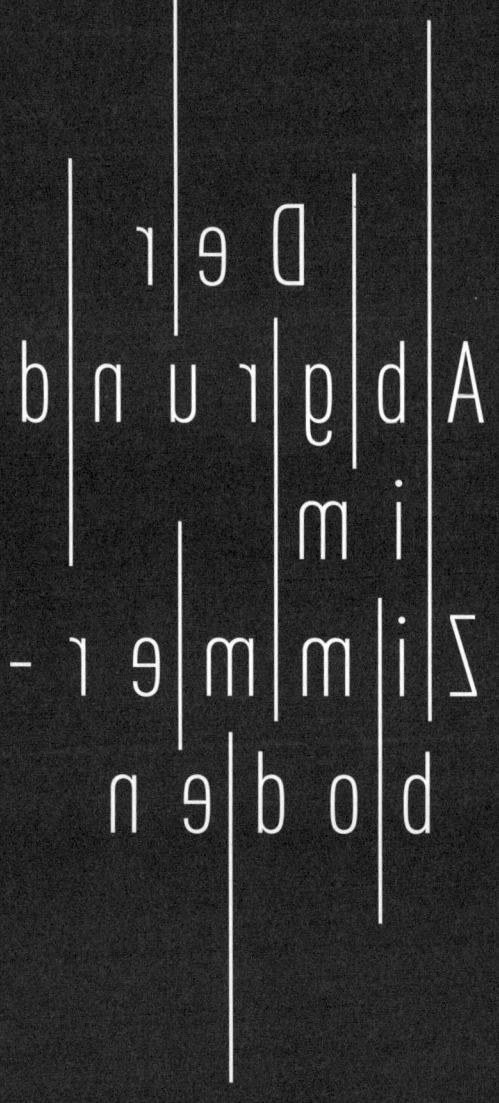

Der
Abgrund
im
Zimmer-
boden

ch stand auf dem Balkon des Reihenhauses, das mein Vater sechs Jahre zuvor gekauft hatte und starrte in die rabenschwarze Nacht. Es lag eine unwirkliche Endzeitstimmung in der Luft, Wolkenfetzen rasten im Zeitraffer über den Himmel und die Äste der Bäume pfiffen im Wind, während in der Ferne bedrohlicher Donner grummelte. Ich drehte mich um und ging durch die Balkontür ins Schlafzimmer meiner Eltern, in dem die Deckenlampe den Raum in ein diffuses und ungemütliches Licht tauchte. Kalt war es darin – wie in einem Leichenhaus. Ich war ganz alleine, niemand sonst befand sich noch in meiner Nähe, nicht meine Eltern und auch nicht meine Schwester. Um in mein Zimmer zu kommen, musste ich zwischen dem Fußende des Bettes und einem Kleiderschrank durchgehen. Mir stand dabei der Fernsehtisch im Weg, auf dem lauter bunte Holzbauklötze lagen, mit denen wir als Kinder immer gespielt haben. Ich stieß den Tisch um, damit ich daran vorbeikam. Die Klötze fielen zu Boden und der Drang, diesen Raum verlassen zu müssen, wurde plötzlich unerträglich, denn ich fühlte mich beobachtet und kontrolliert. Etwas Unsichtbares bedrohte mich und wollte mir nachstellen.

Nachdem ich das Zimmer verlassen hatte und mich umdrehte, sah ich mit Schrecken, dass sich über dem Bett meiner Eltern – blitzschnell und lautlos – eine graue Wolke zusammenbraute. Ich floh durch den Flur in mein eigenes Zimmer, doch die Wolke löste sich von ihrem Standort über dem Bett und verfolgte mich. Als ich in meinem Zimmer angekommen war, schob sie sich durch die Tür und verwandelte sich augenblicklich in einen gigantischen Totenschädel, der mich sarkastisch angrinste, während er die gesamte Türzarge ausfüllte. Völlig gelähmt starrte ich den Schädel an und hoffte, dass er einfach verschwinden würde, doch er rührte sich nicht von der Stelle. Mit dem Mut der Verzweiflung stellte ich mich ihm demonstrativ entgegen. In diesem Moment öffnete sich der Kiefer des Schädels, aus dem mir gleißend blendendes Licht in die Augen schoss – wie aus einer OP-Lampe. Unter mir ging eine Falltür auf und ich fiel haltlos in einen schwarzen, gähnenden Abgrund, während ich meinen Körper dabei verließ und mich, aus der Position eines Beobachters, plötzlich auf dem Boden landen sah. Gott saß vor mir auf einem Thron und begutachtete interessiert den Erdenmenschen, der soeben vor seinen Füßen gelandet war.

Schweißgebadet wachte ich auf und starrte verstört in die beunruhigende Dunkelheit meines Kinderzimmers. Die Apokalypse hatte nicht stattgefunden, doch diese unheimliche Finsternis um mich herum zwang mich zu der Vorstellung, dass eine unsichtbare Macht mit ihren kalten Fingern nach mir greifen wollte, um mich in den imaginären Abgrund – mitten im Zimmerboden – zu ziehen.

Ich deckte mich ganz und gar zu und schlief irgendwann wieder unruhig ein, denn am nächsten Morgen musste ich zur Schule. Ich war gerade zwölf Jahre alt geworden.

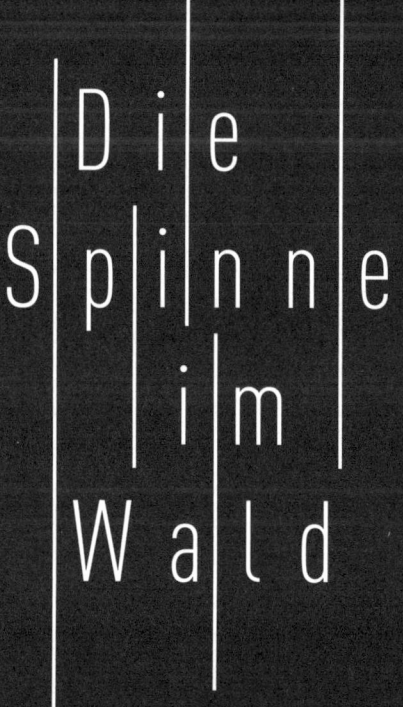

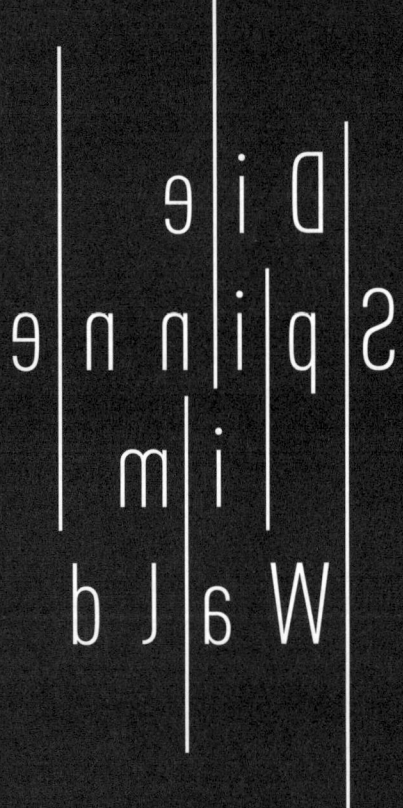

n einer kleinen Stadt in Nordrhein-Westfalen saß an einem Spätsommertag des Jahres 1972 eine hochschwangere Frau mit ihrer Schwiegermutter im Garten hinter dem Haus. Mit einem Mal sprang die Schwangere auf und rannte in Richtung Terrassentür, um im Haus vor einer Wespe Zuflucht zu suchen, die sie aggressiv bedrängte. Die Schwiegermutter hatte noch vor gehabt die Schwangere zu warnen, doch es war zu spät: Die Frau stieß mit der Stirn gegen die teilweise heruntergelassene Jalousie der Terrassentür und kippte nach hinten über. Es gab einen dumpfen Schlag, als ihr Hinterkopf auf die Schieferplatten des Terrassenbodens prallte.

Sofort wurde sie zum Arzt gebracht, doch augenscheinlich war weder ihr noch dem Kind etwas passiert. Durch den Sturz hatte sich das Kind allerdings gedreht, was dem Arzt entgangen war. Einige Wochen später wurde die werdende Mutter in panischer Eile mit dem Auto ins Krankenhaus gebracht, die Wehen hatten bei ihr sehr plötzlich eingesetzt. Dass der Junge mit den Füßen zuerst auf die Welt kommen würde, bemerkte man erst vor Ort. Hektik kam auf und nach einer wohl durchgehend heftigen Geburt war er auf der Welt.

Er schrie nur kurz auf, verstummte aber gleich wieder und gab keinen einzigen Laut mehr von sich. Eilig brachte man ihn in einen Nebenraum und begutachtete ihn, da dieses Verhalten für Neugeborene sehr ungewöhnlich war.

Die Mutter merkte, dass etwas nicht stimmte. Sie fragte den völlig übermüdeten und dauernd gähnenden Arzt, ob mit ihrem Sohn alles in Ordnung war. Auf ihre erstmalige Nachfrage erhielt sie keine Antwort. Sie fragte den Arzt noch einmal: »Ist mein Sohn gesund?«

»Abitur hat er noch nicht«, bekam sie von ihm zur Antwort.

Plötzlich stürzte eine Hebamme in den Raum und rief dem Arzt zu: »Der Junge ist blau im Gesicht, er bekommt kaum Luft!«

Man organisierte schleunigst einen Notfalltransport in ein Kinderkrankenhaus, wo feststellt wurde, dass das Zwerchfell des Jungen durch den gewaltsamen Geburtsvorgang gerissen war. Die Bauchorgane drückten durch dieses Loch auf die Lunge und das Herz. Eine sofortige Operation war notwendig. Hinterher verblieb der Junge für einen Monat im Brutkasten auf einer Säuglingsstation, bis man einen komplikationslosen Verlauf der Nachsorge sicherstellen konnte. Erst dann durfte er zu seinen Eltern nach Hause.

Zwei Monate später erbrach er sich abends mit einem Mal heftig. Als die Mutter in der Nacht nach ihm sehen wollte, saß ihr Sohn mitten in seinem, von Galle grün gefärbtem, Erbrochenen aufrecht im Kinderbett und schaute sie an. Es wurde ein Arzt gerufen. Dieser untersuchte den Jungen und vermutete einen Darmverschluss als Ursache seiner akuten Beschwerden. Nun ging es ein zweites Mal ins Kinderkrankenhaus, wo die Diagnose des Arztes bestätigt wurde.

Durch die erste Operation hatten sich die Unterbauchorgane des Kindes verknotet. Es erfolgte eine weitere Operation, die länger dauerte und strapaziöser war als die erste. Das Leben des Jungen stand ernsthaft auf der Kippe, denn seine Energiereserven waren bereits sehr angeknackst. Diese Situation verlangte den völlig verstörten Eltern den letzten Nerv ab. Mit hochrotem Kopf und zusammengeballten Fäusten lag der Junge in seinem Brutkasten, während lauter Schläuche in ihn hineinführten. Er kämpfte offensichtlich ums Überleben – er wollte einfach nur leben.

Nach einem Monat hatte er den Kampf gegen den Tod gewonnen und durfte wieder nach Hause. In der Zeit danach aß er sich dick und rund, denn er war vorher künstlich ernährt worden. Später sah er wie alle anderen Kinder aus, allerdings entwickelte er sich ganz anders.

Viele Male erzählte mir meine Mutter diese Vorkommnisse aus den ersten Monaten meines Lebens, viele Male hörte ich gespannt zu und stellte mir immer die Frage, woher ich nur die Energie genommen hatte, die nötig war, dieses Martyrium zu überstehen.

Da ich mich an meine frühe Kindheit kaum erinnern kann, muss ich auf die Erzählungen meiner Mutter zurückgreifen. Sie erinnerte sich, dass ich nicht krabbelte, sondern gleich aufstand und lief. Ferner bekam ich weder die Brust noch habe ich je aus einer Nuckelflasche getrunken, ich wollte Brei essen und schlang ihn, wie ein halb Verhungerter, hinunter. Die dritte Auffälligkeit war, dass ich sehr früh sprechen konnte. Und zwar so, dass man den Eindruck gewann einen Erwachsenen mit einer Kinderstimme zu hören.

Einmal ging meine Mutter mit mir beispielsweise zum Einkaufen und in der Schlachterei wurde sie von der Verkäuferin gefragt, ob sie das Stück Leberkäse, das meine Mutter gerade für mich gekauft hatte, mir geben oder es erstmal einpacken sollte. Da sagte ich zur Verkäuferin, die mich noch nicht kannte, wortwörtlich: »Och, wissen Sie, geben Sie mir das doch gleich, das esse ich jetzt.« Die guckte aber vielleicht erstaunt.

In der Nähe der Geschäfte war auch der Eingang zur Bahnstation und ich wollte die Züge sehen, die ein- und abfuhren. Der Fußgängerzugang zum Bahnsteig war überdacht, hatte überall Fenster und ein Gleis führte unter ihm hindurch. Wenn wir uns darin befanden, hob mich meine Mutter hoch, damit ich durchs Fenster auf das Gleis sehen konnte. Meine ersten Träume handelten wiederholt von diesem Zugang zum Bahnsteig. In meinen Träumen war ich plötzlich ohne meine Mutter darin, wobei der Tunnel, ähnlich einem Gefängnis, keine Türen hatte. Schreckliche Angst überkam mich im Schlaf.

Ein andermal sah ich zufällig einen Teil der Sendung »XY-ungelöst« im Fernsehen. Es wurde ein junger Bankräuber mit einem weißen Mantel, schwarzen Haaren und einer Sonnenbrille gesucht. Er bedrohte den Bankangestellten im Film mit einer Pistole und forderte: »Da ist noch mehr Geld, los!« Der Angestellte musste das Geld in eine Tüte stopfen, die der Kerl ihm hinhielt, und der hinterher der Polizei in einem Kleinwagen entkam. Kurz danach begegnete mir dieser Mann plötzlich im Traum. Er stand an seinem Auto vor dem Schuhgschäft in unserer Straße, stützte sich lässig mit dem Ellenbogen auf dem Fahrzeugdach ab und musterte mich aufmerksam durch seine Sonnenbrille. Obwohl ich offensichtlich die Möglichkeit gehabt hätte wegzulaufen, weil er mich nicht festhielt, konnte ich das, in Anbetracht seiner dominanten Art, nicht. Mich lähmte die Angst, die ich vor ihm hatte. Ich bettelte weinend: »Lass mich bitte gehen.«

Ohne ein Anzeichen von Mitgefühl ignorierte er mein Flehen und meinte nur: »Wollen wir mal sehen.«

Als ich aufwachte, fühlte ich mich sehr einsam und krabbelte ins Bett meiner Eltern, was ich oft getan habe, bis meine Schwester auf die Welt gekommen ist.

Einige Male besuchten wir damals meine Großeltern, die Eltern meines Vaters, in Nordrhein-Westfalen. Sie hatten ein großes Einzelhaus, eben jenes, hinter dem meine Mutter stürzte, als ich noch in ihrem Bauch war. Ich bekam für die Zeit des Aufenthalts ein Zimmer im ersten Stock, gleich neben dem Schlafzimmer, in dem meine Eltern übernachteten. Dieses Zimmer roch fremd und sah fremd aus, es war in einem fremden Haus, in einer fremden Stadt. Ich kann mich noch vage erinnern, dass ich mich während der ersten Nächte mit einem Mal wahnsinnig vor den Knäufen der Gardinenstange fürchtete, was soweit ging, dass mein Vater die Stange abbauen musste. Eigentlich war an diesen Knäufen nichts Besonderes, doch auf mich wirkten sie so bedrohlich, als wären es Teufelsfratzen.

Das nächste Objekt, auf das ich mit Angst reagierte, war das Nachbarhaus. Es hatte ein schwarzes Schieferdach und mehrere, seltsam geformte, gleichfalls mit Schiefer verkleidete Schornsteine. Es erinnerte mich an ein dunkles Ungeheuer mit mehreren Köpfen und ich war froh, dass es weit genug weg war.

Und dann stand da noch dieser riesige Keramiktopf im Keller meiner Großeltern, der mit Waschpulver gefüllt war. Man kann es sich nicht vorstellen, was ich für eine Angst vor dem Ding hatte. Mehrere Jahre vermied ich es, den Keller meiner Großeltern zu betreten, weil ich »die Anwesenheit« des Topfs da unten »erspüren« konnte.

In der Tat kam es in meiner frühen Kindheit häufig dazu, dass viele Gegenstände meine Aufmerksamkeit erregten, die für andere Menschen uninteressant waren. Plötzlich konnte ich dann diffuse Ängste vor manchen dieser Objekte entwickeln.

Doch auch vor einigen Menschen fürchtete ich mich sehr. Besonders der sonderbar auftretende Günther fällt mir als Beispiel dazu ein. Er war der Ehemann einer Arbeitskollegin meiner Mutter. Sie hatten auch eine Tochter und einen Sohn, die etwa in meinem Alter waren. Manchmal kam diese Familie zu uns, manchmal fuhren wir zu ihnen. Günther konnte mit Kindern nicht umgehen, auch nicht mit seinen eigenen.

Er erinnerte mich mit seiner empathielosen, trockenen Art an den Bankräuber aus der Fernsehsendung »XY-ungelöst«, von dem ich einmal geträumt hatte. Außerdem trug er eine seltsame Hornbrille, durch die er noch unheimlicher wirkte. Grausam war mir zumute, wenn Günther mit seiner Aura die Atmosphäre in unserer Wohnung verpestete. Öfter ergänzte er Anweisungen meines Vaters an mich mit dem trockenen Satz: »Sonst gibt's Po voll!« Ich dachte, er meinte das ernst, zumal meine Eltern seinen überflüssigen Kommentar nicht kritisierten.

Sie gaben mir in der Situation nicht das Gefühl, ein Halt für mich zu sein und dass ich keine Angst vor Günther haben musste. Woher hätte ich vor diesem Hintergrund wissen können, ob er nicht das Recht dazu gehabt hätte, seine von mir als Drohung empfundene Bemerkung wahr zu machen? Ich konnte meine Angst vor Günther nicht direkt äußern, denn schon früh fiel es mir sehr schwer, eigene Bedürfnisse auszusprechen, also versuchte ich, sie auf einem anderen Weg zu zeigen.

Als mir versehentlich ein Trinkglas während eines solchen Besuchs herunterfiel und zerbrach, heulte ich, zur Belustigung aller Anwesenden, wie ein Schlosshund. Mein Gefühlsausbruch war der Versuch, meine Furcht vor Günther zu äußern. Das wurde aber von niemandem erkannt, denn meine Eltern fotografierten mich dabei sogar und lachten über meine vermeintliche Überreaktion.

Sie fotografierten mich oft, zum Beispiel beim Spazierengehen oder auch beim Essen sowie beim Versuch, mich sauber zu bekommen. Während ich meinem Stuhldrang in Anwesenheit meiner Eltern nachkommen sollte und sie gelegentlich dabei zusahen, war ich oft gar nicht in der Lage, mein Geschäft auf dem Plastiktöpfchen zu erledigen. Stattdessen stellte ich mich in ein ruhiges Versteck, zum Beispiel das Mülltonnenhäuschen hinter unserem Haus, und hielt meinen Stuhlgang so lange wie möglich zurück, was mir ein überaus befriedigendes Gefühl verschaffte.

Meine Oma mütterlicherseits sollte eines abends auf mich aufpassen, denn meine Eltern wollten gemeinsam ausgehen. Ich schrie und trotzte ihr, weil meine Eltern sich von mir entfernten, was wohl die Angst in mir hervorrief, dass sie mich verlassen wollten. Meine Oma war eigentlich immer sehr nett zu mir, doch als ich die Rolle des lieben Jungen nicht spielen wollte und mich nicht beruhigte, schlug sie mir auf den Hintern, den ich heulend wegzog. »Das ist die erste Klatsche, die du von Oma kriegst. Die erste Klatsche!«, rief sie dabei.

Als sie Jahre später versuchte mich zu streicheln, zog ich meinen Kopf weg und sagte: »Ich bin kein Stofftier, ich muss nicht gestreichelt werden.«

Es war nicht etwa so, dass ich nicht gerne angefasst werden wollte, ganz im Gegenteil, denn ich sehnte mich nach Zuwendung. Meine Reaktion war eine stille Bewährungsprobe. »Wenn sie mich immer noch streicheln will, nachdem ich sie abgewiesen habe, mag sie mich wirklich«, dachte ich wohl. Doch sie hat es danach nicht mehr versucht. »Du wirst später noch genug gestreichelt werden«, sagte sie nur. »Ich doch nicht«, dachte ich. Außerdem durchschaute ich ihr Verhalten, das irgendwie gekünstelt wirkte und nicht authentisch war.

Meine Kontaktaufnahme mit Kindern gleichen Alters ab der Zeit des dritten Lebensjahres sah so aus, dass ich anfing, sie zu schubsen. Wenn ich sie schubste, war das meine Art, sie zu begrüßen. Ich wartete, bis sie freudig ankamen, dann flogen sie auf den Hintern. Und was ich konnte, konnten die anderen allemal. Als ich wiederum geschubst wurde, war ich wie paralysiert und nicht in der Lage mich gegen ihre Angriffe zu wehren.

Eines Tages stellte man zu allem Überfluss noch einen Hodenhochstand bei mir fest, der vorerst durch Spritzen mit HCG, einem Hormon, behandelt werden sollte. Ich hatte panische Angst davor, was der Kinderarzt mit mir machen wollte und versteckte mich schon unter der Behandlungsliege, bevor er überhaupt das Sprechzimmer betrat. Wenn er eintrat, begrüßte ich ihn überfreundlich. Ich dachte, wenn ich nett zu ihm wäre, würde er mich vielleicht nicht piken. Doch da hatte ich mich verrechnet, denn meine Mutter musste mich festhalten und ich schrie wie am Spieß. Die Hormonspritzen bewirkten, dass ich an den Tagen danach schmerzhafte Dauererektionen bekam und verstärkt meine Schubsattacken gegen andere Kinder fortsetzte. Meine Mutter saß irgendwann wieder mit mir beim Kinderarzt und ich weinte, weil ich die hässliche Metallnadel in meinem Gesäß erwartete. Sie sagte zum Kinderarzt: »Ich will das nicht mehr, er hat so viele Spritzen gekriegt und nichts hat sich getan.«

Er erwiderte: »Wissen Sie was? Ich will das auch nicht länger mitmachen.«

Es folgte die dritte Einweisung in ein Kinderkrankenhaus, um die Hoden und den Leistenbruch zu operieren. Einige Tage vor diesem Termin fuhr ich mit meinem Vater zu einer Tankstelle und er werkelte irgendwas am Auto herum. Ich fragte ihn, was er macht und er antwortete mir: »Ich mache einen Ölwechsel«. Was auch immer das war, dieses Wort hörte sich gut an und ich merkte es mir. Was die Umstände im Kinderkrankenhaus betraf, erinnere ich mich nicht mehr an allzu viele Details, nur einige Gedankenschnipsel sind davon übrig geblieben.

Ich lag auf einem fahrbaren Bett und wurde von mehreren Personen durch einen langen Gang geschoben. Dabei wurde überhaupt nicht mit mir kommuniziert und ich fürchtete mich vor den vielen Personen. Dann schienen mir plötzlich grelle Lichter in die Augen und mir drückte eine Krankenschwester wortlos diese Plastikmaske ins Gesicht, aus der es so ekelig süß roch. Ihr Parfüm war das auf keinen Fall gewesen. Schon wieder verletzte man meinen Körper, ohne dass ich irgendetwas dagegen tun konnte.

Als ich später auf der Station vom Pflegepersonal neckisch gefragt wurde, wie ich denn heißen würde, antwortete ich: »Dirk Ölwechsel.« So wollte ich, über die gesamte Zeit die ich im Krankenhaus lag, auch angesprochen werden. Ich lieh mir wohl eine andere Identität als »Überlebensstrategie« für ein wiederholt durchlebtes Trauma. Dauernd wurden mir ohne jede Erklärung irgendwelche Dinge angetan, denen ich schutzlos ausgeliefert war und die mir wehtaten.

Meine Eltern waren dabei nie in meiner Nähe. Nur den Pfleger Michael fand ich nett, mit dem unterhielt ich mich andauernd, denn sprechen konnte ich ja fast wie ein Erwachsener. Bei meiner Entlassung schnatterte ich in einer Tour und man konnte mir anmerken, wie erleichtert ich war, diesem schrecklichen Moloch entkommen zu sein. Die Kälteallergie, die mich hinterher heimsuchte, war äußerst heftig und der Kinderarzt meinte erstaunt, dass eigentlich nur alte Menschen für so etwas anfällig seien, aber keine Kleinkinder.

Weil sich aus meinen traumatischen Erlebnissen Hospitalismus entwickelte, fing ich abends im Bett auch damit an, meinen Kopf auf dem Kissen hin und her zu bewegen. Irgendwann begann ich auch damit, bei dieser Wackelei zu singen: »Bier her, Bier her oder wir fall'n um!«

Das war mein erstes Lied, das ich singen konnte und ich steigerte mich bald auf eine beträchtliche Anzahl von Liedern, die ich beim allabendlichen Wackeln vor mich hin sang. Für mich war das völlig normal, ich schaukelte mich so in Trance, um einschlafen zu können. Dieses Ritual dauerte manchmal stundenlang und ich tat es bis zu meinem elften Lebensjahr; und zwar Nacht für Nacht.

Mich alleine in ein schönes Versteck zu stellen, das mir ein subjektives Schutzgefühl vermittelte, war auch eine weitere Verhaltensauffälligkeit von mir. Zum Beispiel zwischen die Büsche des Rasengrundstücks vor unserem Haus, die im Herbst so schön bunt waren. Ich hatte das Gefühl, dort stundenlang stehen bleiben zu können, ungesehen und unbeobachtet von den anderen. Dann hielt ich meinen Stuhlgang zurück so gut es ging, während mich das befriedigte.

Einmal gingen meine Eltern mit mir im Wald spazieren, ich denke, es war der Sachsenwald bei Hamburg, meine Mutter war gerade schwanger. Ich blieb plötzlich mitten auf dem Weg stehen und genoss dieses Gefühl von beruhigendem Blätterrascheln. Wahrscheinlich war ich von der faszinierenden Umgebung total überwältigt. Meine Eltern riefen nach mir, weil es ihnen mit mir wohl zu langsam ging. Doch ich konnte sie anscheinend nicht hören, denn ich war viel zu abgelenkt. Da gingen sie ein Stück weiter und plötzlich war mir klar, dass sie nicht mehr in Sichtweite waren, obwohl sich nur eine kleine Kuppe zwischen uns befand. Ich dachte, alleine gelassen worden zu sein. Meine Beine versagten mir den Dienst und waren wie einzementiert. Schreiend blieb ich auf der Stelle stehen statt hinterherzulaufen, wie andere Kinder es sicher getan hätten. Doch ich konnte nicht anders. Mein Vater war heimlich, ohne dass ich es gemerkt hatte, durch das Unterholz an mir vorbeigegangen und beobachtete mich von hinten. Auch meine Mutter war nicht zurückgekommen, um mir aus meiner Angststarre zu helfen.

Wahrscheinlich haben sie nicht verstanden, warum ich nicht hinter ihnen herkam, sondern nur schrie. Erinnern kann ich mich kaum noch daran. Mein Vater hat mir die Geschichte später einmal erzählt.

In dieser Zeit kam ich auch in den Kindergarten, wobei ich schon vorher mit anderen Kindern spielte und Kontakte zu einigen Jungs geknüpft hatte, die dann auch später mit mir in die Grundschule gingen. Doch mich mit den Erwachsenen zu unterhalten, war mir augenscheinlich wichtiger, als mit den Gleichaltrigen.

Besonders die junge Praktikantin Kerstin hatte es mir angetan. Sie erzählte mir einmal, wie sie mit ihren Eltern am Timmendorfer Strand gewesen war und diese plötzlich verloren hatte. Eine Stunde dauerte es, bis sie ihre Eltern wiederfand. Das Wachpersonal hatte ihr bei der Suche nach ihnen geholfen. Diese Geschichte wollte ich immer wieder hören.

Eines Tages schenkte mir jemand im Kindergarten eine große Gummispinne und ich war sehr stolz auf dieses Wabbelding. Mein Vater holte mich an diesem Tag ab und ich zeigte ihm stolz, was man mir geschenkt hatte. Er meinte: »Die zeigen wir mal Mutti.«

Als wir später im Auto saßen, forderte er mich dazu auf, während ich auf dem Rücksitz saß, meiner Mutter, die gerade auf der Beifahrerseite eingestiegen war, das Geschenk zu zeigen, das man mir im Kindergarten gemacht hatte. Erwartungsvoll hielt ich meiner Mutter die Spinne vor die Nase. Sie bekam einen hysterischen Schreianfall und wollte fast aus dem Auto springen, was mich sehr verunsicherte, denn ich hatte eine Anweisung befolgt, die mit Ablehnung »belohnt« wurde.

Irgendetwas Schlimmes musste an diesem Ding wohl gewesen sein, denn sonst hätte meine Mutter nicht so geschrien. Mein Vater grinste und die Spinne war später plötzlich einfach weg.

Ein paar Monate danach war ich wieder einmal irgendwo im Wald unterwegs, mein Vater sammelte gemeinsam mit einem Freund Pilze und ich war dabei. Ich begann damit, die Waldwege zu verlassen und durchs Unterholz zu stolzieren. In der Gegenwart von Erwachsenen fühlte ich mich dort sehr wohl.

Plötzlich stand ich aber vor dem gigantischen Radnetz einer Kreuzspinne, die mitten darin saß. Wie eine unüberwindliche Macht, gegen die ich scheinbar nichts unternehmen konnte, paralysierte mich dieser Anblick. Ich schrie wie meine Mutter beim Anblick der Gummispinne geschrien hatte, starrte die Kreuzspinne an und meine Beine gehorchten mir nicht mehr. Das arme Krabbeltier hatte keine Ahnung von der Macht, die es in dem Moment über mich hatte. Mein Vater und sein Freund forderten mich auf, um das Netz herumzugehen, aber ich schaffte es nicht, mich von der Stelle zu bewegen. Schließlich kam Peter, der Freund meines Vaters, zu mir und führte mich um das Netz herum. Erst da konnte ich meine Beine wieder bewegen.

Was ich bemerkenswert finde: Speziell mein Vater konnte mir wohl schon in meiner frühen Kindheit nicht das Gefühl geben, ein Halt für mich zu sein – im Gegenteil. Manchmal bekam ich zu spüren, wenn er »sich nicht mehr halten« konnte und mir dann zu verstehen gab, dass – seiner Meinung nach – nicht ich selbst Herr über mich war, sondern er.

Einmal wollte er zum Ohrenarzt gehen, was ich nicht wusste und mir vorher auch nicht mitgeteilt wurde. Ich stand, gemeinsam mit meinen Eltern, vor unserem Haus und plötzlich lief mein Vater einfach davon. Mich befiel mit einem Mal Panik, dass er nie wieder zurückkommen würde. Weinend rannte ich ihm nach, doch er ging einfach weiter.

Die Straße kam mir als Kind endlos lang vor, wie ein graues Asphaltband in die Ewigkeit. Die breitschultrige, untersetzte Silhouette meines Vaters wurde in der Ferne immer kleiner und mir war nicht bewusst, dass er nur einen Arzttermin wahrnehmen wollte. Ich lief zum Haus zurück, wo meine Mutter noch vor der Tür stand und mich erwartete. Ich schrie sie an, aber sie ging auf meine Gefühlsausbrüche nicht ein, weil sie in dem Moment offenbar keinen Draht zu mir finden konnte.

Daher lief ich wieder zur Straße und schrie erneut meinem Vater nach, der wegen meines Gebrülls zurückkam, mich bei der Hand nahm, in die Wohnung brachte und mir im Wohnzimmer den Hintern mit einem Bambusstock versohlte, weil ich so geschrien hatte. Der Stock lag immer griffbereit auf der Marmorplatte über der Heizung. »Ich bin lieb, ich bin lieb«, schrie ich dabei. Dann hörte er auf. Diesen Bambusstock habe ich noch einige Male mehr abgekriegt, woran ich mich sehr wohl auch heute noch erinnern kann. Als ich einmal die Gelegenheit dazu hatte, ihn kaputt zu machen, griff ich mir den Stock und zerbrach ihn, wobei hinterher sofort ein neues Exemplar dalag.

Der Druck musste weitergegeben werden: in dem Fall an unseren Papagei, der sich ebenfalls im Wohnzimmer befand. In ungestörten Momenten ging ich ins Zimmer und schüttelte den Käfig mitsamt Papagei dermaßen durch, dass dieser wohl dachte, sich im Karussell auf dem Hamburger Dom zu befinden. Bald schrie das machtlose Federvieh bereits auf, wenn ich nur das Zimmer betrat. Deshalb wurde der Vogel dann einem Bekannten geschenkt.

Weil Lothar in den Urlaub wollte brachte er den Vogel noch einmal zu uns. Ich stand schon an meiner Zimmertür und sagte, als er mit dem Papagei die Wohnung betrat: »Hier hinein, Lothar«, wobei ich spitzbübisch durch die offene Tür meines Zimmers in die gewünschte Richtung zeigte. »Ne, ne, Meister«, sagte Lothar und brachte den Käfig zielstrebig ins Wohnzimmer, das hinterher abgeschlossen wurde.

Als ich mitbekam, dass ich bald eine Schwester bekommen würde, schrie ich aufgebracht, dass ich sie in die Mülltonne werfen würde. Kaum das sie auf der Welt war, ärgerte ich sie bereits hin und wieder, indem ich sie zum Beispiel im Gesicht kratzte, wenn sie in ihrer Tragetasche auf dem Wickeltisch lag. Das kleine Bündel weinte natürlich unter den Schmerzen, die ich ihm mit meinen heimlichen Attacken zufügte. Meine Mutter merkte, was ich veranstaltete und wies mich zurecht. Aber ich versuchte, mich aus der Sache herauszureden, indem ich behauptete, meine »Konkurrentin« nur gestreichelt zu haben. Meine Mutter wusste natürlich, dass es so nicht war.

Schließlich baute ich mir doch einen kleinen Freundeskreis in der Nachbarschaft auf. Da war einmal Uwe, der zwei Blocks weiter wohnte. Irgendwann kam Sebastian dazu, den ich im Kindergarten kennenlernte und dann noch Oliver, der heute noch in dem Haus wohnt, in das seine Familie damals gerade einzog. Uwe und Oliver waren zwar kollegial, dann aber plötzlich wieder ruppig zu mir, wobei Uwe den Ton angab und Oliver lieber nur mitzog. Manchmal ritt sie der Teufel und Uwe schubste mich öfter. Ich heulte dann, konnte mich aber nicht gegen ihn wehren.
Einmal rutschte ich am Rand des Goldfischteichs, der vor seinem Haus lag, bei so einer Rangelei ab und landete im Wasser. Ein Glück, dass der Teich ganz flach war. Uwe und ich verkleideten uns auch als Cowboys und zogen so die Straße entlang. Wenn ich eine bestimmte Rolle spielte, war das wie ein Schutzpanzer für mich, unter dem ich meine traumatisierte Kinderseele verstecken konnte.

Gegenüber wohnten die Ottos. Herr Otto war im Zweiten Weltkrieg als Polizist bei der SS. Nach dem Krieg konnte er sich damit herausreden, als Polizeibeamter zum SS-Dienst gezwungen worden zu sein, also gab es für ihn keine strafrechtlichen Konsequenzen. In Wirklichkeit war und blieb er ein fremdenfeindlicher Rassist, der schon immer voll hinter seiner Einstellung gestanden hatte.

Er war ein kräftiger Mann mit Glatze und Segelohren. Seine riesigen Pranken kamen mir vor, wie Klodeckel mit angeklebten Gummiknüppeln. Wenn ich in das muffig riechende Wohnzimmer mit den alten Massivholzmöbeln kam, saß er in seinem Ohrensessel und trank Korn. Er begrüßte mich dann heiser mit den Worten: »Hallo, Herr Mücke!« Er nannte mich Mücke, weil ich so klein war. Angst hatte ich vor ihm, trotz seines barschen Auftretens, seltsamerweise gar nicht und ich glaube, das lag daran, dass ich ihn wie einen netten Onkel betrachtete, denn böse war er zu mir nie gewesen.

Ich war öfter bei ihm und seiner Frau in der Wohnung. Herr Otto war bis Anfang der achtziger Jahre weiterhin Leiter der örtlichen Polizeistation, und einer seiner Standardsprüche war: »Was die Juden hinter sich haben, haben die Türken noch vor sich.« Er hatte durchaus den Ruf, kein angenehmer Mensch zu sein.

Eines Tages betrat der Mitarbeiter einer Drückerkolonne unser Treppenhaus, und begegnete zufällig meiner Mutter, die gerade in den Keller musste. Der Mann sprach sie an und erzählte, dass er kurz zuvor aus dem Knast gekommen sei, und ob sie ihm nicht etwas abkaufen wollte. Sie verneinte das, und er fragte sie daraufhin: »Haben Sie was gegen Leute aus dem Gefängnis?«

»Nein, wir brauchen nur nichts zu lesen«, antwortete sie knapp. Dann klingelte der Typ bei den Ottos, Herr Otto riss die Wohnungstür auf, und fauchte sofort: »Was wollen Sie?«

Der Zeitschriftenheini zog seine Masche mit dem Knast ab, und Otto explodierte: »Gehen Sie erstmal arbeiten!« und er knallte dem Zeitschriftenheini die Tür krachend vor der Nase zu.

»Unverschämtheit!«, schnauzte der, und Otto riss die Tür sofort wieder auf.

»Was haben Sie gesagt? Passen Sie mal auf, dass ich nicht gleich meine Kollegen rufe, die buchten Sie dann nämlich wirklich ein.«

Peng! Die Tür knallte wieder zu. Der Zeitschriftenheini ging pöbelnd aus dem Treppenhaus, und Otto riss die Tür noch mal auf, weil er irgendetwas sagen wollte. Doch dazu kam er nicht, denn da öffnete ich unsere Wohnungstür, sah unseren Nachbarn an und sagte mit ruhiger Kinderstimme zu ihm: »Herr Otto, würden Sie bitte nicht so laut mit der Tür knallen, meine Schwester schläft gerade.«

Otto der Kampfkoloss wurde rot im Gesicht, japste nach Luft und schloss wortlos die Wohnungstür hinter sich. Ein Fünfjähriger hatte ihn kritisiert und der Zeitschriftenheini, vor dem er sich als Dorfsheriff aufplustern wollte, bekam das auch noch mit. Das war zu viel für ihn gewesen. Frau Otto machte meiner Mutter später den Vorwurf, dass ich mich Erwachsenen gegenüber nicht anständig benehmen würde – doch die sollte auch noch ihr Fett weg bekommen.

Einmal stand ich nämlich mit meinem neuen Spielzeuggewehr, dass ich geschenkt bekommen hatte, auf dem Rasen vor unserem Haus, während Frau Otto sich gerade auf ihrem Balkon befand. Ich richtete mein Gewehr auf sie und drohte: »Hände hoch, da sind echte Schrotkugeln drin!«

Sie fluchte fürchterlich und drohte verärgert zurück: »Ich komm da gleich mal runter und zerhack dein Gewehr, dann brüllst du aber!«

Zu meiner Mutter meinte sie: »Unmöglich, wie sie ihren Sohn erziehen, genau so werden Kinder zu Terroristen gemacht.«

Auch wenn ich scheinbar sehr mutig und ungestüm war, entsprach das nicht der Wahrheit, denn hinter diesen geliehenen Identitäten war ich ängstlich, schreckhaft und verletzbar. Wenn ich mit anderen Kindern spielen wollte, konnte ich nicht schnell genug laufen, zog mich in mich selbst zurück und mochte »Teamwork« nicht.

»Jetzt hilf mir doch mal«, beklagte sich Sebastian bei mir, als ich mich beim Aufbau der Legoburg in seinem Kinderzimmer nicht beteiligen wollte, sondern nur daneben stand. Seine Mutter schickte mich wegen meiner Passivität daraufhin nach Hause.

Oliver genoss es hin und wieder, mir grinsend den Weg in unser Treppenhaus zu verwehren, während ich heulend und paralysiert vor ihm stand und mich unfähig fühlte, ihn einfach zur Seite zu drängen, obwohl ich, viel kräftiger als er, dazu fähig gewesen wäre.
Eine Frau aus der Nachbarschaft bekam das Theater mit, öffnete die Treppenhaustür von innen, schob ihn beiseite, zog mich hinein und schenkte mir eine Tafel Schokolade.

Uwe und Oliver klauten mir einmal auch meine Schubkarre und liefen lachend damit weg, während ich dabei hilflos zusehen musste.

Ich zog mich lieber in mein Zimmer zurück und malte Bilder am Schreibtisch oder beschäftigte mich mit Themen, die den normalen Interessen von Kindern meines Alters nicht unbedingt entsprachen: etwa Astronomie und Erdkunde. Wenngleich ich auch noch nicht lesen konnte, so bewunderte ich doch Fotos von Planeten oder Vulkanen aus den Büchern meiner Eltern. Ich versuchte mir dann vorzustellen, wie es wohl »da draußen« im Weltall zuging.

Eines Tages sollte ich mein Zimmer aufräumen, war aber schlicht und einfach damit überfordert und weigerte mich daher, der Anweisung meiner Mutter nachzukommen. Da packte sie wütend das gesamte Papier mit meinen Zeichnungen und warf es kreuz und quer durchs Zimmer. Weinend fühlte ich mich von ihr dazu genötigt, Ordnung zu schaffen.

Das Monster mit dem roten Dach

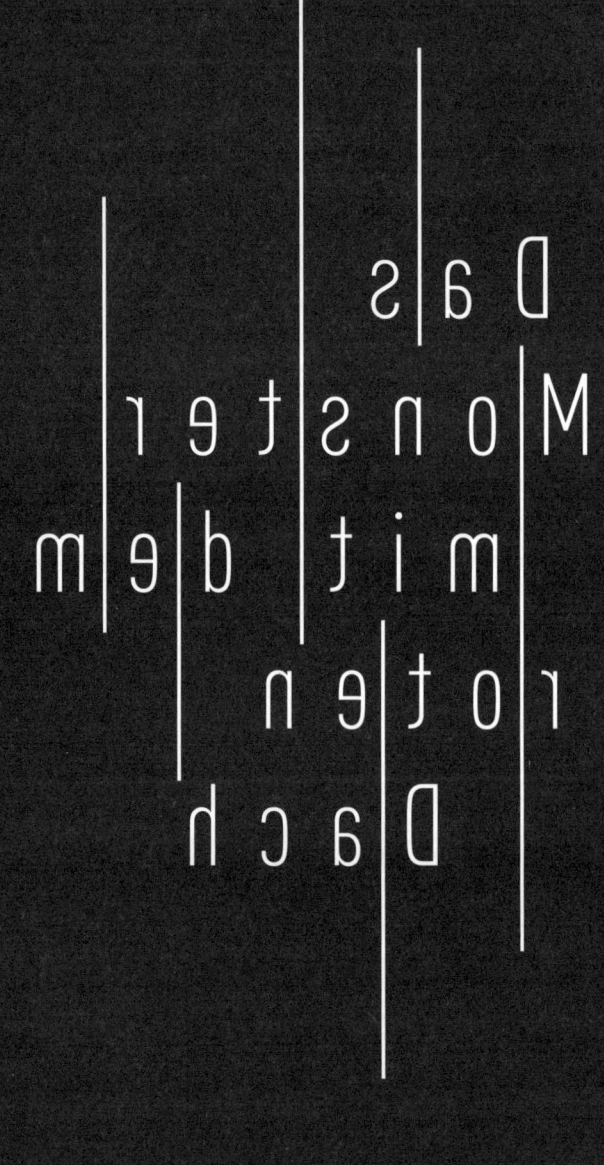

Als meine Eltern mit mir und meiner kleinen Schwester aus der Mietwohnung in ein gekauftes Reihenhaus zogen, das sich in einer anderen Ortschaft befand, war ich sehr irritiert, da ich aus der gewohnten Umgebung gerissen wurde. Wenn ich Ortswechsel vornehmen musste, konnte ich mich neuen Umgebungen nur langsam anpassen, was sich wie eine Entwurzelung anfühlte und erst im Erwachsenenalter allmählich verschwand.

Meine Eltern kauften zu diesem Zeitpunkt auch unseren Hund, der zum fünften Familienmitglied ernannt wurde. Der Hund wurde von ihnen nicht besonders gut erzogen, er gehörte einfach dazu. Ungezogen und eigenwillig war er und widersetzte sich meinen Eltern ständig. Wenn er konnte und ihm danach war, rannte er weg oder er machte sich über den gedeckten Küchentisch her. Das Betteln konnte man ihm selbst dadurch nicht abgewöhnen, dass man ihm, wie es mein Vater manchmal tat, gehässig eine Scheibe Zitrone oder saure Gurke hinhielt, die er angewidert ausspuckte, wenn er danach geschnappt hatte.

Meine Versuche, zu den neuen Nachbarskindern Kontakt herzustellen, verliefen eher zögerlich. Ein paar von ihnen fingen an, meine Schwester und mich zu ärgern. Sie wollten herausfinden, wie weit sie bei uns gehen konnten, aber das gab sich mit der Zeit.
Ich wiederum ärgerte meine Schwester, indem ich zum Beispiel ihr Dreirad, mit dem sie fuhr, festhielt, ihre Zimmertür zuhielt, damit sie nicht aus dem Zimmer kam oder indem ich sie in verschiedenen Situationen schubste, wobei sie einmal sogar in einem Kuhfladen landete. Natürlich wehrte sie sich ab einem bestimmten Alter auch gegen mich, doch vielfach zog sie dabei trotzdem den Kürzeren.

Schließlich freundete ich mich mit André und Nils aus der Nachbarschaft an, wenngleich es auch immer wieder mal Streit zwischen uns gab, in dem ich heulend unterlag; ganz ähnlich, wie es auch mit Uwe und Oliver passiert war. Mit denen hatte ich von da an nichts mehr zu tun, ich kümmerte mich auch nicht darum, den Kontakt zu ihnen aufrecht zu halten.

Es war die Zeit, in der ich in die Vorschule kam. Nils war in meiner Klasse und meistens fuhr seine Mutter uns zur Vorschule, die im Nachbarort lag, und holte uns auch wieder ab. Dass ich chauffiert wurde und die Nähe zu einer vertrauten Person hatte gab mir ein Gefühl von Sicherheit.

Manchmal ging ich nach den Pausen nicht gleich in die Vorschule zurück, sondern setzte mich auf dem Spielplatz des Geländes in die hölzerne Ritterburg, die dort stand. Von da aus hatte ich volle Kontrolle über die Umgebung, fühlte mich gleichzeitig vor fremden Blicken geschützt und träumte dann ausschweifend vor mich hin, während ich in solchen Situationen auch manchmal anfing, Selbstgespräche zu führen. Ich genoss es, kurzfristig keine anderen Kinder in meiner Nähe zu haben.

Mit der Zeit gab es zu Hause immer mehr Regeln, die meine Schwester und ich befolgen sollten, doch ich achtete nicht darauf, was Konsequenzen für mich hatte. Einmal sollte ich zu einem bestimmten Zeitpunkt abends zu Hause sein, doch ich kam von einem Freund, der in derselben Straße wohnte, erst eine Stunde später gemächlich »angelatscht«, ohne mir wegen der Verspätung irgendwelche Gedanken zu machen. Ahnungslos klingelte ich entspannt an unserer Haustür, die sofort aufgerissen wurde, während meine Mutter mich packte und mir sofort und auf der Stelle kräftig den Hintern versohlte. Dann ging sie einfach ins Wohnzimmer und ließ mich heulend in der Küche sitzen. Ich wünschte ihr den Tod, denn aus meiner Sicht hatte ich nichts Schlimmes verbrochen.

Was ich auch spürte war die Tatsache, dass meine Mutter wohl nicht so stark war, wie sie sich gerne sah. Mehrmals ereignete sich in dieser Zeit beispielsweise folgende Szene: Ich saß in meinem Kinderzimmer im ersten Stock und zeichnete zum Beispiel etwas oder beschäftigte mich anderweitig alleine. Dann hörte ich plötzlich seltsame Geräusche aus dem Erdgeschoss und als ich der Lärmquelle nachging, stellte ich fest, dass es sich um meine Mutter handelte, mit der ich alleine im Haus war. Sie lag heulend und wimmernd im Wohnzimmer auf dem Sofa.

»Mutti, was hast du denn, warum weinst du?«, fragte ich sie. Es tat mir weh, ansehen zu müssen, wie schlecht es ihr ging.

»Ach nichts, ist schon gut«, sagte sie, rang augenscheinlich um Fassung und ging wortlos ihrer weiteren Tagesarbeit nach.

Ich hatte das Gefühl, sie wollte mir nicht erklären, warum sie von solchen Gefühlsausbrüchen überwältigt worden war. Sie merkte wohl auch nicht, dass ich mir fürsorgliche Gedanken um sie gemacht hatte, die sie in keiner Art und Weise erwiderte.

Auf dem Wochenmarkt entfernte ich mich einmal zu weit von meinem Vater, der mich deswegen kurz suchen musste und als er mich gefunden hatte, zähneknirschend an der Hand nahm und genervt mitzog. Ich bekam fürchterliche Angst, wenn mein Vater mit dem Zähneknirschen anfing und das tat er damals immer häufiger.

Nach der Vorschulzeit sollte ich im Sommer 1979 eingeschult werden und musste von der behördlichen Ärztin untersucht werden, um die körperliche Reife für den Schulbesuch festzustellen.

Meine Mutter fuhr mich an einem verregneten Tag zur Schule, wo diese Untersuchung stattfinden sollte. Wir stiegen aus dem Auto und standen vor einem hohen, roten Backsteingebäude mit einem steilen, gleichfalls roten Ziegeldach, von dem man bestimmt abrutschen und in die Tiefe fallen konnte, würde man sich darauf befinden. Das waren meine ersten Gedanken, als ich es betrachtete. Wie ein riesiges Monster wirkte dieser Bau auf mich und schon wieder musste ich meinen nackten Körper irgendwelchen Medizinern präsentieren.

Ich schämte mich still und fand es erniedrigend, dass andere Menschen meinen nackten Körper so schutzlos ansehen durften. Das erweckte bei mir eine Vorahnung darauf, was anscheinend wohl noch alles folgen musste, wenn ich erstmal in dieser blöden Schule gelandet war.

Mein Entschluss war klar: »Ich gehe nicht zur Schule.«
»Jedes Kind muss zur Schule«, antwortete meine Mutter und mein Widerwille war kein Grund zu weiteren Diskussionen.

Später hat meine Mutter gesagt: »Als die anderen Kinder in die Schule kamen, legten sie den Vorwärtsgang ein, nur du hast den Rückwärtsgang gewählt.«

Ich empfand den Schulbesuch – besonders in der ersten Zeit – wie eine Entwurzelung. Meine gewohnte Umgebung war zwar gleich im Nachbarort, aber für mich nun unendlich weit weg. Jeden Morgen musste ich zum Schulbus gehen, der im Ort abfuhr. Es gab keine Chauffeurin mehr.

Der Vergleich erscheint vermutlich seltsam, doch ich fühlte mich wie Jona sich im Bauch des Walfisches wohl gefühlt haben musste, wenn ich durch die Flure dieses alten Bauwerks ging. Für die anderen Kinder war das nur die Schule, mit hohen Wänden, kugelförmigen Leuchten, die von den Decken hingen und einer nach Bohnerwachs, muffigen Holzmöbeln und verstaubten Büchern riechenden Luft. Doch mich beschlich in den ersten Schulmonaten dauernd das beängstigende Gefühl, dass die Atmosphäre in diesem Gebäude mich jederzeit hätte auffressen können, dass mein »Ich« sich in ihm auflösen könnte.

Nach jeder Pause mussten wir uns in Reihen auf dem Schulhof aufstellen und auf ein Signal der Lehrer, die daneben standen, in die Schule zurückgehen. Auf mich wirkte alleine schon dieser Zwang, dem ich mich fügen sollte, wie eine militärische Maßnahme mit der man beabsichtigte, meinen Willen zu brechen.

Ein Gemisch aus Trotz und Furcht schien mein Verhalten, das ich im Unterricht an den Tag legte, zu bestimmen. Ich schaute manchmal einfach aus dem Fenster, arbeitete an anderen Tagen viel zu langsam mit und war dann wieder auf irgendwelchen Gedankenreisen unterwegs, die mich von dieser fremden Umgebung ablenken sollten.

Bald erfand ich verschiedene Fantasiefiguren, die in meinem Kopf miteinander kommunizierten und die Vorkommnisse in der Schule auf ihre Art und Weise kommentierten. Es waren keine Stimmen, die ich hörte und auch keine Persönlichkeitsanteile, die sich von mir abspalteten, sondern vielmehr so eine Art Kasperltheater, das ich erfunden hatte und in meinem Kopf inszenierte. Da gab es beispielsweise einen Gott und einen Teufel, die sich über die Lehrer und meine Mitschüler gegenseitig das Maul zerrissen. Es waren meine Wünsche und Befürchtungen, die ich in der Fantasie als Personen auftreten ließ. Ich traute mich nicht, die Lehrer um Hilfe zu bitten, denn das hätte bedeutet, Schwächen zu zeigen und eines musste ich auf jeden Fall vermeiden: preiszugeben, angreifbar zu sein.

Doch meine Schwächen wurden sehr bald sichtbar, denn grundsätzlich vergaß ich in den ersten Schulmonaten immer irgendetwas von meinen Siebensachen und schaffte es einfach nicht, sie zusammenzuhalten. Ich hielt mich für schlecht, weil ich Dinge zu Hause vergaß und alle in der Klasse das mitbekamen. Ständig plagten mich deswegen Schuldgefühle.

Allgemein wurden mir mein vermeintliches Desinteresse an vielen Unterrichtsfächern, sowie mein auffällig langsamer Lernstil, der sehr gerne mit Verschlafenheit verwechselt wurde, sehr bald von vielen Klassenkameraden und einigen Lehrern als Charakterschwäche ausgelegt.

Meine Klassenlehrerin empfahl meinen Eltern, nachdem sie mein Lernverhalten mehrere Monate lang beobachtet hatte, mich zurück in die Vorschule zu bringen, weil ich für die Grundschule wohl noch nicht reif sei. Sie war eine kühle und sehr konservative Person, Ende fünfzig, bekleidet mit einer »kackbraunen« Karouniform, bestehend aus Bluse, Rock und Sakko. Sie war stets mit einer Trillerpfeife bewaffnet, die sie benutzte, um die Schüler auf dem Schulhof zurechtzuweisen. Eine typische Lehrerin vom alten Schlag. Sie passte gut ins Gesamtbild der Grundschule, denn sie wirkte auf mich wie ein in die Jahre gekommenes, verstaubtes Relikt.

Meine Mutter brachte mich zu einer Untersuchung ins Krankenhaus, weil verschiedene Ärzte ihr dazu geraten hatten. Man führte mit mir psychologische Tests, sowie eine Gehirnstrommessung durch, bei der ich zu heulen anfing, weil ich »die Schnauze« voll hatte, solche medizinischen Maßnahmen über mich ergehen lassen zu müssen. Die Messung ergab aber wohl nichts Ungewöhnliches – das behauptete jedenfalls meine Mutter. Schließlich vermuteten die Spezialisten motorische Probleme hinter meiner Lernstörung, die ihrer Meinung nach wohl vom Hospitalismus herrührten, den ich durch meine Operationen erlitten hatte.

Man schlug vor, mich an ein Musiktherapiezentrum zu überweisen. Mein Vater war darüber gar nicht erfreut, denn er hatte eine Privatversicherung und musste die Kosten der Behandlungen auslegen, bevor er das Geld erstattet bekam. Schließlich stimmte er aber zu und ich erhielt meine Therapie. Sie dauerte etwa zwei Jahre und half mir tatsächlich, zumindest im Bezug auf die Motorik meiner Beine, ein entscheidendes Stück weiter.

Die Schulnoten wurden dadurch allerdings auch nicht besser – die allgemeinen Aussagen der Lehrer, die in verschiedenen Zeugnissen standen, lauteten so:
»Sehr verträumt, muss zur Mitarbeit ermahnt werden, Arbeitstempo ist langsam, folgt selten dem Unterricht, hat Schwierigkeiten, Arbeitsaufträge zu Ende zu führen, ist introvertiert, hält sich in seiner Beteiligung zurück, zu bequem, muss mehr Mut und Selbstvertrauen bekommen, häufig nicht bereit, Hilfestellung anzunehmen, zurückhaltend und still, traut sich zu wenig zu, hat keine Lust am Arbeiten, wann besinnt er sich endlich?, leicht ermüdbar, abgelenkt, wenn ihn Lerninhalte nicht interessieren.«

Als wir einen Klassenausflug unternahmen, marschierte unsere Lehrerin mit uns durch den Wald, als wären wir in der Grundausbildung der Bundeswehr. Einige Mütter von Schülern begleiteten uns.
Natürlich war ich der Lehrerin viel zu langsam, und ständig ermahnte sie mich mit ihrer dämlichen Trillerpfeife, schneller zu gehen. Am Ende sagte eine der Begleitpersonen zu meinen Eltern: »Ihr Sohn war der Einzige, der sich den Wald wirklich angeschaut hat, alle anderen ließen sich von der Lehrerin regelrecht hindurchjagen."

Jedes Tier hatte ich entdeckt und darauf gedeutet, es gab absolut nichts, das ich nicht hätte sehen oder hören können und ich hatte mich so stark darauf konzentriert, dass ich meine Lehrerin einfach vergaß.

Dieses Beispiel verdeutlicht die Leistungsfähigkeit meiner empfindlichen Sinne, auf deren Basis sich noch eine ganz andere Besonderheit entwickelt haben muss, die ich als »mein Bauchgefühl« bezeichnen möchte.

Mein Opa telefonierte mit meiner Mutter kurz vor Ostern 1980. Bei dieser Gelegenheit wollte er auch mit mir, seinem kleinen Dirki, wie er mich immer nannte, sprechen. Das Telefonat dauerte etwa fünf Minuten und nachdem wir uns verabschiedet hatten, meinte ich zu meiner Mutter, Opa zum Dank für seine Aufmerksamkeit ein Bild malen zu wollen. Ich ging in mein Zimmer, setzte mich an den Schreibtisch und zeichnete ihm sein Ostergeschenk: Einen Totenschädel!

Durch das ständige Abgucken von Säugetierskeletten, inklusive dem des Menschen, aus wissenschaftlichen Büchern meines Vaters, gewann ich sehr präzise Sicherheit beim Zeichnen solcher Dinge und so wirkte meine Zeichnung für Opa sehr realistisch.

Meine Mutter schimpfte und meinte, Opa das Bild nicht schicken zu wollen. Als er drei Wochen später unerwartet starb wurde sie doch etwas nachdenklich und fragte sich, ob ich in dem Telefonat mit ihm vielleicht eine versteckte Abschiedsbotschaft wahrgenommen und mit der Zeichnung auf meine Art verarbeitet hatte.

Ich konnte nichts empfinden, als ich von Opas Tod hörte. Wenn in Berlin eine Bratwurst geplatzt wäre, hätte das den gleichen Effekt für mich gehabt. Scheinbar teilnahmslos nahm ich zur Kenntnis, dass er gestorben war und auch später war das kein Thema mehr für mich.

Als meine Eltern mit uns in den Sommerferien nach Österreich fuhren, machten wir einen Zwischenstopp auf einem Bauernhof in Bayern. Mein Vater war schon aus dem Auto gestiegen, um sich die Zimmer anzusehen und ich saß mit meiner Schwester sowie meiner Mutter noch im Auto, unser Hund lag bei meiner Mutter zwischen den Füßen. Sie überlegte gerade, mit ihm

aus dem Wagen zu steigen, da warnte ich sie plötzlich:
»Da ist ein Schäferhund!«

Ich hatte gar keinen Hund gesehen, sondern sagte diesen Satz einfach, wobei ich auf eine Stelle neben einer
Scheune deutete.

Meine Mutter zögerte und fragte: »Wo denn? Ich sehe
keinen Hund.«

Zehn Sekunden später erschien der Schäferhund, den
ich gar nicht hatte sehen können, hinter der Scheune,
genau da, wo ich vorher hingedeutet hatte, sodass ich
mich erschrak.

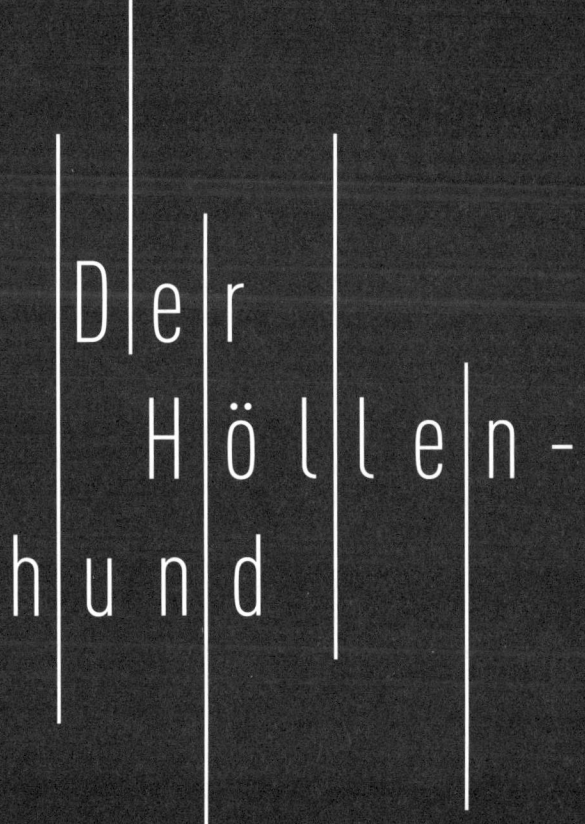

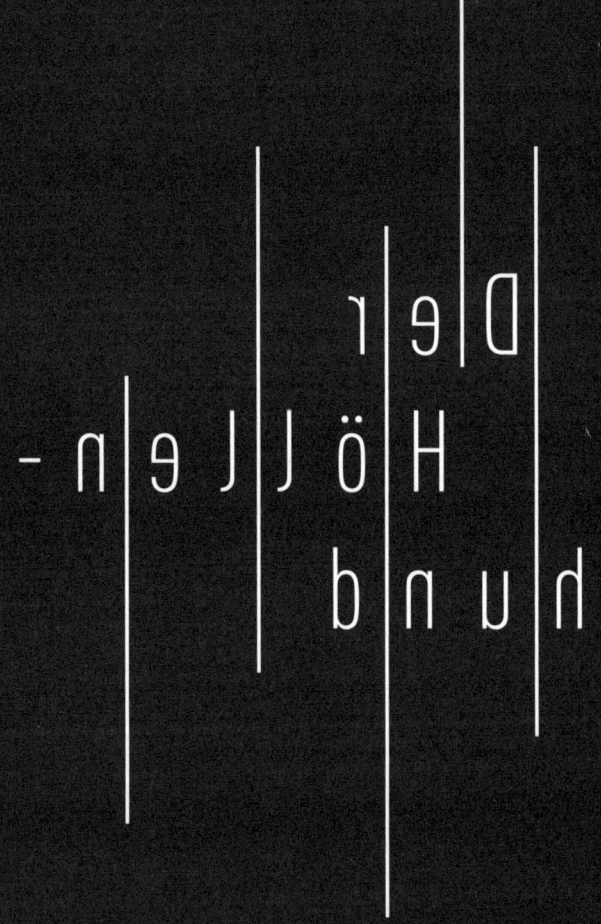

Ein Ausnahmelehrer, an den ich mich immer erinnern werde, war mein Mathelehrer in der Grundschule. Einmal betrat er das Klassenzimmer, wollte mit dem Unterricht beginnen und entdeckte, dass einer meiner Mitschüler einen Aufkleber an seinem Ranzen hatte, auf dem »I love Nevada« stand. Aus dem Mathematikunterricht machte mein Lehrer nun eine Aufklärungsstunde über die Atombombenversuche in der Nevadawüste und die schädlichen Auswirkungen auf die Soldaten, die dabei mitgemacht hatten.

Als er einmal auf dem Lehrerpult saß und über ein unterrichtsfremdes Thema sprach, nahm ich einen Bleistift mit einem Blatt Papier und zeichnete meinen Mathelehrer. Als ich mit dem Bild fertig war überreichte ich es ihm. Seine Augen wurden ganz groß, als er mein Kunstwerk sah. Er gab mir die Hand und sagte: »Herzlichen Glückwunsch, ich habe noch nie ein so realistisches Bild gesehen, das von einem so jungen Künstler gezeichnet wurde!«

Mein Mathelehrer war der einzige, der mir als kompetenter Pädagoge aus meiner Schulzeit in Erinnerung blieb, meine Hochachtung gilt diesem Mann bis heute.

Überhaupt fiel ich durch meine Kreativität im Kunst- und Deutschunterricht sehr schnell auf. Bilder zeichnen und Geschichten schreiben konnte ich in der zweiten Klasse schon so gut, dass viele Mitschüler, sowie auch einige Lehrer nur noch staunten. Ich interessierte mich auch für Tiere aller Art: besonders Insekten, Reptilien und Amphibien hatten es mir angetan.

Mein Vater besorgte mir einen feinen Kescher, mit dem ich in den Sommermonaten an den Teichen der Umgebung auf Tierfang ging. Ich fischte Wasserskorpione, Rückenschwimmer, Gelbrandkäfer und Lurche aller Art aus dem Wasser. Besonderen Respekt hatte ich vor den Gelbrandkäferlarven, die dolchähnliche Zangen am Kopf hatten, mit denen sie auf Beutefang gingen. Ich konnte die lateinischen Namen vieler Insekten, Reptilien und Amphibien auswendig, kannte viele astronomische Objekte und wusste zahlreiche solcher speziellen Bezeichnungen aufzuzählen, wie zum Beispiel die Namen der verschiedenen Erdzeitalter.

Meine Schulaufgaben blieben jedoch öfter unerledigt auf dem Schreibtisch liegen, besonders mit Mathematik hatte ich, aufgrund meiner gestörten Konzentration, Riesenprobleme.

Diejenigen, die sich durch meine verträumte und introvertierte Art provoziert fühlten, wurden nach und nach immer ruppiger zu mir.

Auf dem Weg von der Schulbushaltestelle nach Hause ließen sie mich manchmal von Sönke festhalten, einem Chaoten, der mich auch nicht mochte und schon zwei Klassen über mir war. Sie hatten ihn angeheuert, damit sie als Erste zu Hause ankamen. Auch Nils, mein Nachbarsfreund, mit dem ich in eine Klasse ging, gehörte zu den Anstiftern dieses Komplotts. Sönke ärgerte mich immer wieder, er ohrfeigte und beleidigte mich. Außerdem machte er sich über mich lustig. Ich wagte es aber nicht, mich gegen ihn zu wehren.

Da ich durch mein ständiges Kopfwackeln vor dem Einschlafen verfilzte Haare hatte, nannten mich einige Kinder, die Konfrontation mit mir suchten, Struwwelpeter. Bemerkenswert war, dass manche von ihnen sogar kleiner waren als ich. Ich reagierte nicht auf diese Provokationen, sondern zog mich stattdessen zurück. Das provozierte den Mob wohl noch mehr, denn immer öfter wurde ich auf dem Schulhof gefragt: »Wollen wir mal ein kleines Spaßkämpfchen machen?«

Hätte ich nun geäußert, mich darauf nicht einlassen zu wollen, wäre es auch kein Hindernis gewesen, mit mir Ringkämpfe anzufangen. Wenn ich unterlag – was häufig vorkam – drückten sie extra meine Arme auf den Boden, um so zu beweisen, dass sie als Sieger aus einem Kampf hervorgegangen waren, der eigentlich keiner war. Das tat mir körperlich und seelisch weh, es erzeugte schreckliche Ohnmachtgefühle, weil ich zum Schluss hilflos auf dem Rücken lag, alle Umherstehenden es sahen und viele darüber lachten.

Vielleicht merkten sie, dass mein Intellekt sich zwar für mein Alter sehr weit entwickelt hatte, ich dafür aber auf der emotionalen Ebene äußerst angreifbar war. Genau da setzten sie den Hebel an, denn ich konnte mich in solchen Situationen nicht wehren. Es war, als hätte ich meine gesamte Energie in meinem Innersten zusammengehalten ohne sie freigeben zu wollen und das strahlte ich wohl auch aus.

Ich verabscheute Konfrontationen, denn sie weckten in mir starke Angst, weil ich sie mit drohender Vernichtung in Verbindung brachte. Die Wut über diese »Misshandlungen« überkam mich erst Stunden oder gar Tage später, immer in Momenten, in denen ich alleine war. Das war etwa so, als wenn man einen Böller angezündet hätte, dessen Lunte erst abbrennen musste, bevor er explodierte. Dann kam eine solche Situation völlig unvorbereitet in mir hoch und ich durchlebte sie noch einmal, während ich dabei fürchterlich aggressiv wurde.

Verstärkt packte mich der Drang, mich zu kostümieren, denn vielleicht übertrugen sich dadurch ja die Eigenschaften der Person, die ich in dem Moment verkörpern wollte, auf mich. Ich bewunderte Zorro, Spiderman und Batman für ihre Fähigkeiten. Diese Comics kannte ich schon lange und besaß auch eine kleine Sammlung.

Ich ließ mir von meiner Mutter einen Zorromantel nähen, dann schenkte mir meine Oma noch einen Hut und einen Plastiksäbel. Manchmal lief ich so auf die Straße und wollte dann einige Kinder, die draußen waren, zu spielerischen »Säbelkämpfen« herausfordern. Als ich dabei aber einen anderen Jungen aufforderte, mir in den Bauch zu boxen, weil ich meinte das wegstecken zu können, krümmte ich mich hinterher vor Schmerzen und beklagte mich bei ihm. »Wieso, du hast doch gesagt, du hältst das aus«, meinte er verständnislos.

Oft zog ich mich völlig zurück, nicht zuletzt, weil meine überempfindlichen Sinne mich schnell überforderten. Der »Sandberg« war ein unbebautes Grundstück in unserer Straße, das dazu diente, den Bauern die Zufahrt zu den Feldern zu ermöglichen. Dort spielten wir, gruben Löcher in den sandigen Boden oder fuhren mit Rädern darauf herum. Oft ging ich alleine auf das Grundstück bis an den Stacheldraht, der die dahinterliegende Wiese abgrenzte und blickte gedankenverloren in die Ferne. Felder und Wiesen taten sich vor mir auf und ganz weit am Horizont war ein Waldgebiet, durch das die nahe

Autobahn führte. Manchmal, wenn der Wind günstig stand, hörte ich ihr Rauschen. Dann ließ ich die Abenddämmerung kommen und genoss den inneren Frieden, der mich überkam, wenn die Dunkelheit langsam ihr Gewand über die Landschaft zog und die Grashüpfer dabei zirpten.

Im Frühjahr ging ich oft mit dem Hund in die Feldmark und setzte mich auf einen abgesägten Baumstumpf, um von da aus die gelben Rapsfelder zu betrachten. Der laue Frühlingswind bewegte den Raps leicht und erzeugte dadurch ein angenehmes, gleichmäßiges Rauschen, das ein Gefühl von Einssein und Ruhe in mir auslöste. Dieses Rauschen konnte ich mir stundenlang anhören. Oft gab ich mich bei solchen Ausflügen meinen ausgeprägten Träumereien hin.

Immer mehr zog ich mich aber auch in mein Zimmer zurück und spielte nicht mehr mit den anderen Kindern, sondern zeichnete viel lieber Bilder an meinem Schreibtisch. »Geh doch raus zum Spielen, es ist so schönes Wetter«, sagte meine Mutter zu mir.

»Ich brauche die anderen nicht«, antwortete ich ihr. Besonders die warmen Sommer der Jahre 1981 bis 1983 sind mir so in Erinnerung geblieben, in denen ich mich nicht oft vor die Haustür begab.

Stattdessen saß ich in den Sommerferien bis spät in die Nacht an meinem Schreibtisch, wo ich mir in Selbstgesprächen Fantasiegeschichten von selbst erfundenen Helden erzählte, die unbesiegbar gegen das Böse ankämpften, um diese dann auf Papierbögen, die mein Vater mir regelmäßig besorgte, zu verewigen.

Als im Juni 1981 eines Abends eine gewaltige Gewitterfront über Norddeutschland aufzog, beobachtete ich die aufgetürmten Wolken des Unwetters durch mein Zimmerfenster, während meine Eltern mit den Nachbarn auf der Terrasse unseres Hauses grillten. Eine Wolke sah wie ein gigantischer Blumenkohl aus, eine andere wie das Profil des Superschurken Hammerkopf, der in meinen Spiderman-Comics vorkam. Hammerkopfs Schädel war nämlich platt wie ein Amboss, was dem Aussehen der Wolke entsprach. Ich gab den Gewittertürmen Namen, taufte die Kreationen meiner Fantasie, in der eben niemand »herumwühlen« konnte.

Vor einiger Zeit fand ich im Internet die Telefonnummer meines Mathematiklehrers, den ich so sehr gemocht hatte, und rief ihn an. Es tat mir gut, mit diesem Mann zu sprechen.

Er erzählte mir, dass er gar nicht studiert hatte, sondern mit einem Realschulabschluss Lehrer wurde, weil sein Vater die nötigen Beziehungen gehabt hatte. »Du warst so ein lieber Junge und kannst auch glücklich darüber sein, dass dein Vater ebenfalls ein so herzensguter Mensch war«, sagte er.

Ich sah das ganz anders: Mein Vater hatte mich zum Pilze sammeln und zum Angeln mitgenommen, er hatte mir Spielzeugautos geschenkt, machte auch gerne Scherze im Kreis seiner Familie, wenn alle am Mittagstisch saßen, er lachte sich schlapp, wenn er Ernie und Bert mit uns im Fernsehen sah, er tobte manchmal auch mit uns abends vorm Einschlafen rum. Oberflächlich betrachtet war er ein netter Familienvater, doch wir waren in den Augen meiner Eltern nur dann liebe Kinder, wenn wir so waren, wie sie es wünschten. Ich sagte zu meinem alten Lehrer deshalb:

»Es tut mir leid, Ihnen das sagen zu müssen, aber mein Vater konnte sich ziemlich gut verstellen. Er wirkte in entscheidenden Situationen sehr charmant und überfreundlich und versuchte in der Nachbarschaft stets den Anschein heiler Welt innerhalb der Familie vorzutäuschen, doch nicht selten schlug er uns.«

Mein Mathelehrer konnte es kaum glauben.

Einmal hatte ich einen Schneeball gegen das Fenster einer Nachbarin geworfen, die mein Vergehen unverzüglich meinen Eltern mitteilte. Mein Vater schnauzte mich an und sagte, dass ich so etwas auf keinen Fall wiederholen sollte, sonst könnte ich was erleben.

Damit hatte er aber genau meinen wunden Punkt getroffen, denn ich wollte meine Autonomie erzwingen, wahrscheinlich merkte ich auch unbewusst, dass meine Eltern ihre Erziehung nicht mit Gefühlen, sondern mit Kontrolle steuerten. Jedenfalls warf ich erneut einen Schneeball bei dieser Nachbarin gegen dasselbe Fenster, als ich mir sicher war, dass sie mich nicht sehen konnte.

Leider war das wohl ein Irrtum, denn keine fünf Minuten später stand mein Vater auf der Straße und befahl mir, sofort ins Haus zu kommen. Seine Stimme klang wie der Dieselmotor eines startenden Panzers, der mich gleich überrollen würde. Als er die Haustür hinter uns zumachte, fühlte ich mich wie ein Todeskandidat, den man soeben in den Raum mit dem elektrischen Stuhl gebracht hatte.

Wir standen im Flur. Finster sah er auf mich herab und ich wagte es nicht, ihn anzugucken. »Los, zieh die Jacke aus«, knurrte er mich an, während seine Zähne dabei hörbar aufeinander mahlten. Langsam gehorchte ich, innerlich bettelnd, dass die offenbar bevorstehende Tracht Prügel vielleicht doch noch ausblieb und er Gnade walten ließ.

Ein klatschendes Inferno von Ohrfeigen hagelte aus allen Richtungen auf meinen Kopf ein, ich stöhnte dabei auf und taumelte hin und her. Ich wusste gar nicht mehr, wie mir in dem Moment geschah. Dann packte er mich, riss mir die Hose halb runter und schlug zähnefletschend mit seiner flachen Hand auf meinen nackten Hintern ein. Dann ließ er mich los, wobei ich das Gleichgewicht verlor und rückwärts in einem Schirmständer landete, der im Flur stand. Ich heulte und schrie vor Schmerz und Angst und meine Mutter rief aus der Küche: »Hör jetzt auf, das reicht doch wohl.«

Brummend ließ er von mir ab. Zitternd zog ich wieder meine Hose hoch, doch dann packte er mit seiner kräftigen Männerpranke mein Kinn. »Bürschchen, so was treib ich dir gründlich aus«, zischte er wütend und kam dabei mit seinem Gesicht ganz nahe an meins.

Ich hielt die Luft vor Angst an, denn ich spürte seinen Atem auf meiner Gesichtshaut. Ich stöhnte, weil mein Kiefer durch seine Schläge schmerzte und ich schreckliche Angst vor diesem Höllenhund hatte, in den mein Vater sich soeben verwandelt hatte.

»Tut das weh«, fragte er mich. »Ja,« schluchzte ich.

»Schööön«, erwiderte er gehässig.

Dann schickte er mich zur Nachbarin, weil ich mich bei ihr für meine Tat augenblicklich entschuldigen sollte. Mit gerötetem, verschwollenem Gesicht stand ich vor ihr und musste es über mich ergehen lassen, dass sie mich so sah. Trotzdem forderte Sie mich vorwurfsvoll dazu auf, ihr zu sagen, dass mir das mit dem Schneeball leid tun würde, was ich gezwungenermaßen tat.

Als ich zu Unrecht verdächtigt wurde, eine andere Nachbarin als blöde Ziege beschimpft zu haben, ging mein Vater mit mir zur Wohnung dieser Frau.

Vor ihr und ihren drei Kindern begann er, mich aggressiv zu verhören, wobei er genau wissen wollte, was sich in dem Augenblick der Beschimpfung ereignet hatte.

»Ich kann mich nicht erinnern«, stotterte ich angsterfüllt und sagte damit auch die Wahrheit, ich wusste nur, dass ich die Tat nicht begangen hatte. Da verpasste er mir einige Ohrfeigen, dass mir der Schädel dröhnte.

»Kannst du dich jetzt vielleicht erinnern«, zischte er wutschnaubend durch seine zusammengebissenen Zähne, während ich die Schellen einkassierte. Ich weinte, denn erstens tat er mir weh und zweitens demütigte er mich zusätzlich auch noch vor fremden Menschen. Die Nachbarin sagte nichts, aber ihre Kinder wurden blass, als sie sahen, was mir vor ihren Augen geschah.

Meine Schuldgefühle wuchsen und meine Schamgefühle mit ihnen. Ich schämte mich bald schon dafür, mit meiner Familie auch nur beim Essen an einem Tisch zu sitzen. Ich wollte nicht zu dieser Familie gehören, ich wollte kein Teil von ihr sein, ich musste mein »Ich« vor ihnen retten.

Mein Vater war übrigens ein breitschultriger Mann mit einer untersetzten Figur und tiefer Männerstimme. Wie ein gewöhnlicher Lehrer wirkte er eigentlich gar nicht. Damals gab es viele weitere Ausraster unter denen auch meine Schwester litt. Die emotional instabil wirkende Art meines Vaters sowie die kühle Distanz, die meine Mutter zu mir wahrte, schufen in meinem Elternhaus eine Atmosphäre, die es mir schwer machte, mich in ihrer unmittelbaren Gegenwart wohlzufühlen. Was ich aufgrund therapeutischer Aufarbeitung heute erklären kann, war damals unbenennbar für mich.

Meine Eltern verstanden es, ihr Verhalten als normal darzustellen und wir nahmen diese Darstellung an, denn Kinder idealisieren ihre Eltern nun mal.

Das kleine Männchen in meinem Hinter-kopf

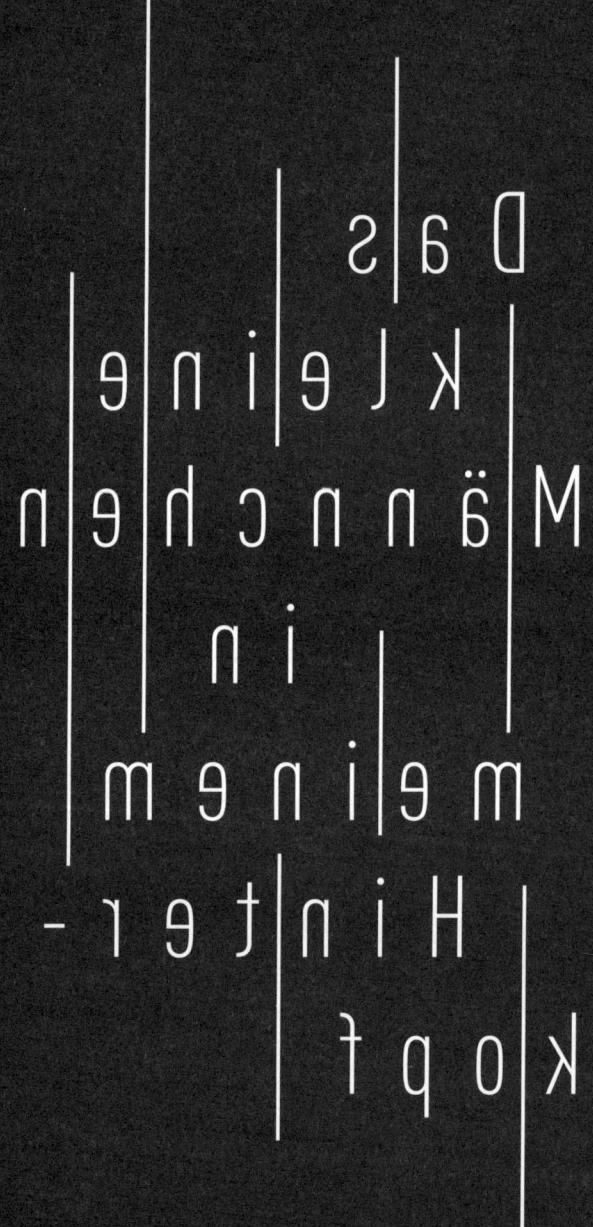

Als ich gerade in die dritte Klasse kam, lernte ich Schwimmen. Eines Abends im Bett musste ich an das blöde Schwimmbad denken. Mit einem Mal drängte sich die Vorstellung auf, dass das Schwimmbecken voller gelbgrünem, ausgehustetem Schleim wäre, so dass ich bei diesem Gedanken würgen musste. Ich wollte ihn deshalb loswerden, doch da befiel mich die Zwangsvorstellung, wie es wohl wäre, wenn ich ein Glas dieser konzentrierten Rotze »auf ex« austrinken würde, was bei mir einen noch intensiveren Brechreiz provozierte. Dieser ekelige Gedanke suchte mich an den Abenden der darauffolgenden Wochen immer wieder heim.

»Tritt nicht auf die Ritzen der Gehwegplatten, sonst kommen Hände aus dem Boden, die dich in die Hölle ziehen«, befahl mir mit einem Mal ein Teil meiner Gedanken, die sich offensichtlich gegen mich wenden wollten. Es war wie ein Drang, vielmehr sogar ein Zwang, diesem Gedanken nachkommen zu müssen. Also trat ich immer möglichst auf die Mitten der Gehwegplatten. Ich glaube nicht, dass meine Eltern das mitbekamen, denn ich versteckte mein Verhalten sehr gut, weil ich mich dafür schämte und gleichzeitig Angst davor hatte. Es war, als gäbe es einen Teil in meiner Psyche, der sich in belastenden Lebenssituationen gegen meinen Willen richten wollte.

Ich befahl mir auch, nach dem Verlassen des Kellers bloß schnell die Kellertür zuzumachen, ansonsten befürchtete ich, ein Ungeheuer könnte die dunkle Treppe hochkommen und mich packen. Ich knipste schnell das Licht aus und knallte sofort die Tür zu, um danach penibel zu kontrollieren, ob sie auch wirklich ins Schloss gefallen war.

In der Schule sonderte ich mich in den Pausen zusehends von meinen Mitschülern ab. Ich brauchte Abstand zu ihnen und ging alleine auf dem Schulgelände spazieren. Oft führte ich dabei auch Selbstgespräche und gab mich meinen ausschweifenden Fantasien hin. Irgendwann befiel mich dabei aber der zwanghafte Gedanke, dass sich die anderen auch in meiner Nähe befinden konnten, wenn das gar nicht der Fall war: sozusagen durch Telepathie. Ich vermutete, dass Familienmitglieder, Nachbarn, Lehrer und Mitschüler mich in Gedanken beobachten konnten, wie auf einem Monitor – egal, wo ich mich gerade befand. Es war ähnlich wie in dem Film »Minority Report« in dem einige Mutanten, die in die Zukunft sehen können, mit Kabeln an einen Monitor angeschlossen werden und ihre Gedanken auf diesem Bildschirm für die Polizei sichtbar werden, die dadurch zukünftige Morde verhindern kann. Ich begann zu glauben, dass andere mich auf Distanz beobachten konnten, ohne dass ich die Fähigkeit dazu hatte, es ihnen nachzumachen. Diese Gedanken drängten sich mir immer mehr auf und je mehr ich mich gegen sie wehrte, desto intensiver nahm ich sie wahr.

Ich hatte immer mehr Angst davor, Familienmitgliedern, Nachbarn, Lehrern oder Mitschülern schreckliche Dinge anzutun. Gewaltvorstellungen kreisten in meinem Gehirn. Ich verfluchte mich für diese widerlichen Hirngespinste, die ich doch einfach nicht haben durfte. Wenn die Gedanken kamen, heulte ich abends manchmal still in mein Kissen und fürchtete, ich könnte vom Teufel besessen sein.

An meinem Geburtstag befand ich mich einmal mit einem anderen Jungen alleine in meinem Zimmer, denn er war der erste Geburtstagsgast, der an diesem Tag erschienen war. Mit einem Mal befiel mich der Gedanke, ich könnte ihm augenblicklich ein Stück Fleisch aus dem Gesicht beißen! Da schlug ich meinen Kopf gegen die Wand, um diesen schrecklichen Gedanken loszuwerden.

»Warum machst du das?«, fragte er verwundert, doch ich konnte ihm keine Antwort auf seine Frage geben, denn dann hätte er mich vielleicht für verrückt gehalten, was ich natürlich um jeden Preis vermeiden wollte. Denn genau das dachte ich ja von mir.

Es wurde sogar noch schlimmer als ich vermutete, dass sich auf der Toilette bei uns zu Hause, aber auch auf der Schultoilette, Kameras befänden, die mich filmen würden, wenn ich auf dem Klo saß. Ich stellte mir einer Art telepathischer Liveübertragung über diese Kameras in die Köpfe aller Personen vor, die mich kannten. Sie lachten dann in meiner Fantasie verächtlich darüber, mich bei so etwas sehen zu müssen.

Also fing ich wieder damit an, meinen Stuhlgang, so lange es ging, zurückzuhalten. Wenn ich dann doch irgendwann zur Toilette musste, weil ich mir sonst in die Hose gemacht hätte, durchlitt ich schreckliche Schamgefühle und am liebsten hätte ich das Badezimmer oder die Schultoilette total verdunkelt.

Ich schlief auch zusehends schlechter ein, mein Rhythmus verschob sich in die Nachtstunden, ich vermutete in der nächtlichen Dunkelheit meines Elternhauses eine unsichtbare Bedrohung, die nur mir nachstellen wollte und ständig auf mich lauerte.

Deshalb kontrollierte ich jeden Abend, ob das Rollo meines Zimmerfensters so weit heruntergezogen war, dass keine fremde Macht die Möglichkeit hatte, in mein Zimmer zu gucken. Ich zog Arme und Beine eng unter die Bettdecke, weil ich befürchtete, dass eine eiskalte Hand aus der Stille der Dunkelheit plötzlich nach ihnen greifen könnte.

Diese Gedanken verfolgten mich etwa bis zu meinem fünfzehnten Lebensjahr, dann traten sie in den Hintergrund, denn mir wurde immer klarer, dass sie unsinnig waren. So wurde ich fähig, sie weitgehend zu ignorieren. Je nachdem wie viele Stressfaktoren sonst hinzukamen, traten die Zwänge und Ängste später in anderer Gestalt auf: hauptsächlich in Form von Grübel- oder Kontrollzwängen. Diese befielen mich in Situationen, die ich – aufgrund meines Grundmisstrauens in die Welt – als existenzvernichtend einstufte.

Vor allen Dingen erzählte ich keinem Menschen etwas über diese verrückten Gedanken, was auch die weniger verrückten Gedanken betraf. Meine Fantasiewelt gehörte eben nur mir.

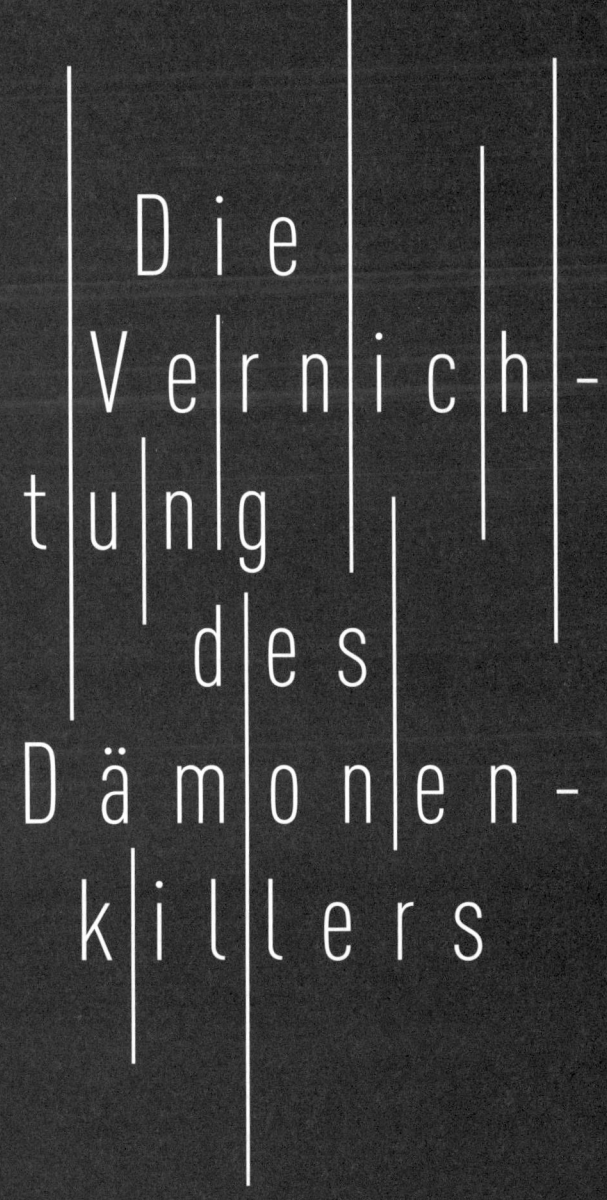

Die Vernich-
tung des
des
Dämonen-
killers

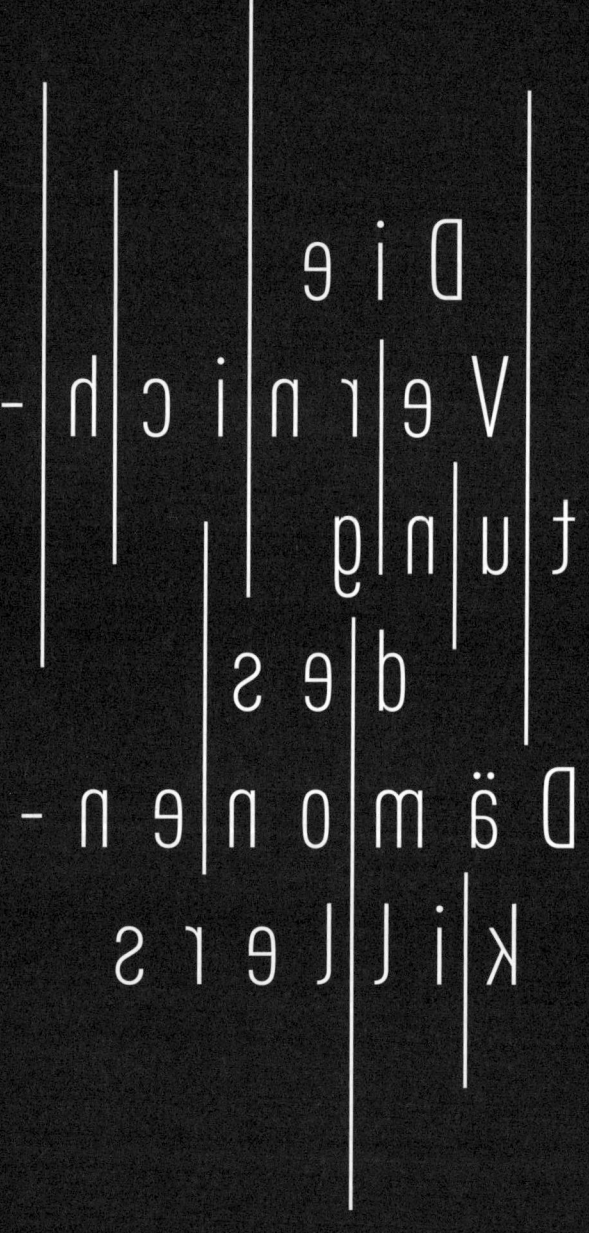

M it diesen speziellen Problemen »taumelte« ich der fünften Klasse einer örtlichen Realschule entgegen, in der es plötzlich härter zur Sache ging, denn die Lehrer forderten viel mehr Einsatz von den Schülern, als es in der Grundschule der Fall gewesen war. Ich freundete mich mit Lars an, einem Jungen aus meiner Klasse, der ein sonniges Gemüt hatte. Wir saßen gemeinsam – zuerst schweigend und zurückhaltend – in der letzten Reihe des Klassenraums und ich nahm die schulischen Aktivitäten nur nebenher wahr.

Trotz seiner Albernheit konnte Lars Spaß von Schule genau unterscheiden und bekam deutlich mehr vom Unterricht mit als ich. Nachdem ich diese Schule verlassen hatte dauerte es auch gar nicht mehr lange, bis ich den Kontakt zu ihm abbrach, weil ich keine Lust mehr auf unsere Freundschaft hatte.

Unter dem gestiegenen Leistungsdruck bemerkte man schnell, dass ich nicht gerade auf dem Weg war ein Musterschüler zu werden. Der Dämon, der mir aufsaß, ließ sich nicht mehr so leicht abschütteln: meine Eigenschaften hatten sich schon zu sehr manifestiert.

Es kam also irgendwann dazu, dass ich in die neue Klasse nur mehr schlecht als recht passte; wie eben auch vorher. Ich spürte das und versuchte, den Klassenkasper raushängen zu lassen, in der Hoffnung auf Anerkennung der anderen. Doch das verwirrte sie nur zusätzlich und brachte nicht den Effekt, den ich gerne erzielt hätte.

Und was die Dämonen anging: Ich kaufte mir von Zeit zu Zeit immer noch die Comics meiner Superhelden, die ich gebraucht am günstigsten erhielt. Im Nachbarort gab es einen Wochenmarkt, auf dem eine Frau einen Stand mit Comics und Groschenromanen betrieb. Als ich dort an einem Freitagabend nach der Schule etwas kaufen wollte, fielen mir plötzlich Groschenhefte ins Auge, die sich »Dämonenkiller« nannten.

Schon war es um mich geschehen, denn als ich einige Zeilen aus einem solchen Roman las, war das wie eine Offenbarung für mich. Das Böse schien zu existieren und es musste Leute geben, die dagegen ankämpften.

Ich kaufte mir einige Ausgaben dieser Heftromane, anstatt mein Taschengeld für Comics zu verjubeln und begann sofort damit, sie begierig und zugleich ängstlich zu lesen.

Es ging um Geister, Hexen und Vampire, die die Menschheit bedrohten und den Serienheld Dorian Hunter, der sie bekämpfte. Die unheimlichen Titelbilder mancher Hefte machten diese Leseerlebnisse für mich zu einem grandiosen Fantasiespektakel.

Wenn meine Mutter mich fragte, ob ich meine Matheaufgaben schon erledigt hätte, sagte ich ihr, dass ich schon lange keine Hausaufgaben mehr bekäme. Das entsprach zwar nicht der Wahrheit, doch es gab schließlich Wichtigeres auf der Welt als diesen unnützen Kram: Nämlich meine Horrorromane, in denen das Gute ständig das Böse bekämpfte, um nicht unterzugehen.

Immer intensiver steigerte ich mich in diese Fantasiewelt hinein und wollte den Inhalt der Geschichten auch fanatisch mit anderen Leuten diskutieren, als ob es sich um die Realität handelte. Auch meine Eltern nervte ich ziemlich damit und meine Klassenkameraden sahen mich wegen meiner einseitigen Leidenschaft schon bald schief von der Seite an.

So kam es, dass ich in vielen Schulfächern immer mehr schlechte Noten hatte. Mein Vater erhöhte den Druck auf mich, in der Schule »Gas zu geben«. Einer seiner Sprüche zu meinem schulischen Verhalten war:

»Ich sehe schon, du willst mal Abschmecker in der Kläranlage werden.«

Häufig spielte sich folgende Szene ab: Ich saß nach der Schule am Mittagstisch, mein Vater kam zur Tür rein, guckte mich sofort an und fragte mich ohne Begrüßung: »Haste 'ne Arbeit geschrieben, haste eine wieder?«

Er versuchte mir in endlosen bis in den Abend reichenden Nachhilfesitzungen im Wohnzimmer den Stoff einzutrichtern, den ich nicht beherrschte. Je mehr er mir beibringen wollte, desto mehr fühlte ich mich, als würde ich neben mir stehen. Ab einem bestimmten Zeitpunkt war es oft so, als würde er in einer Fremdsprache auf mich einreden. Ich hörte zwar die Worte, konnte sie aber nicht mehr in Informationen umsetzen. Dann passierte es manchmal, dass mein Vater wutentbrannt das Schulheft in die Ecke warf oder aufsprang, um zähneknirschend mit der Faust auf den Tisch zu hauen, den Hund anzuleinen und entnervt aus dem Haus zu gehen, um sich Zigaretten zu holen.

Es dauerte nicht lange bis meine Eltern meinten, den Auslöser meiner schulischen Probleme erkannt zu haben: meine Horrorromane.

Als ich eines Abends mit dem Fahrrad vom Wochenmarkt kam und ins Haus wollte, wurde ich an der Tür von meiner Mutter empfangen und durchsucht. Die sichergestellten Horrorromane legte sie auf den Stapel von Heften, der sich bereits auf dem Küchentisch befand, an dem mein Vater mit verschränkten Armen auf mich wartete. Er war in mein Zimmer gegangen und hatte die Groschenhefte, die ich im Bettkasten aufbewahrte, herausgeholt.

Ich setzte mich schweigend zu ihm und ahnte schon, was auf mich zukommen würde. »Das sind Schundromane, die nehmen wir dir jetzt weg und ich verbrenne sie einfach«, sagte er trocken. Ich glaubte, nicht recht gehört zu haben. Meinen Helden wollte er einfach so vernichten, mir meine Fantasiewelt, die nur mir gehörte und die ich mir aufgebaut hatte, einfach so zerstören. »Nein, bitte nicht«, schrie ich entsetzt, »ich kann ohne diese Hefte doch nicht mehr leben!«

Meine Mutter brach augenblicklich in schallendes Gelächter aus und ahnte nicht, wie sehr sie mir dadurch das Gefühl gab, in ihren Augen nichts wert zu sein. Ich schrie sie an: »Dann werde ich nichts mehr lesen, auch keine Hausaufgaben!«

Mein Vater schoss hoch und verpasste mir zähnefletschend eine Salve Ohrfeigen, während die Hefte dabei auf dem Boden landeten und meine Mutter heulend im Wohnzimmer verschwand. Als er mit mir fertig war, sagte ich mit zittriger Stimme zu ihm: »Das war Körperverletzung!« Er zuckte gleichgültig mit den Schultern, ging einfach aus der Küche und meinte im Weggehen: »Na los, dann zeig mich doch an!«

Die Hefte verbrannte er aber nicht, er legte sie lediglich weg. Ich hörte nicht damit auf, diese Geschichten zu lesen, tat es jedoch nur noch heimlich und redete über den Inhalt der Hefte mit niemandem mehr, was meinen Eltern wohl genügte. Einige Zeit danach verschwanden die Groschenromane aus dem Handel, was mir aber egal war. Die letzten Hefte hatte ich sowieso nicht mehr gelesen, ich war mit dem Thema einfach durch.

Zwar bemühte ich mich vermehrt, meine schulischen Leistungen zu verbessern, doch das war für mich wohl ungleich schwerer als für andere Kinder meines Jahrgangs.

Unser Sportlehrer war stoppelbärtig und übergewichtig. Er stellte sich an den Rand des Sportplatzes und feuerte die Schüler seiner Sportstunde an, schneller zu laufen, ohne dass er selbst überhaupt dazu fähig gewesen wäre. Gerade ich wurde von ihm einige Male mit ironischen Kommentaren bombardiert, denn schnell, geschweige denn sportlich, war ich nicht.

Als ich bei einem Lauf von fünf Runden um den Platz völlig atemlos an ihm vorbeilief, musste ich mir anhören: »Du bist so langsam, dass man dir beim Laufen die Schuhe besohlen könnte.«

Einige meiner Mitschüler, die auch mit mir um den Platz liefen und schneller waren, hörten das natürlich und grinsten zustimmend.

Der Lehrer meinte auch, im Sportunterricht überwiegend Fußball mit uns spielen zu müssen. Ich glaube, das hatte mehrere Vorteile für ihn, denn erstens konnte er sich mit seiner Bierwampe und seinem Wohlstandsarsch als Schiedsrichter betätigen und zweitens machte er sich dadurch in unserer Klasse »Freunde«, denn Fußball war bei vielen Kindern und Jugendlichen nun einmal ein beliebter Sport. Ich hasste Fußball, denn dabei hätte ich mit den anderen im Team arbeiten müssen. Außerdem hatte ich panische Ballangst, die vom Lehrer und vielen meiner Klassenkameraden, inklusive der Mädchen, belächelt wurde.

Zwei Schüler wurden am Anfang einer solchen Sportstunde ausgesucht. Sie stellten sich vor die anderen

Schüler und suchten sich abwechselnd ihre Spieler aus. Der Letzte, der noch auf der Bank saß, war ich. Die Mannschaft, der ich automatisch zugeteilt wurde, nölte und ich musste mir dann anhören: »Stell dich irgendwo hin, wo du nicht im Weg bist. Du hast es nicht drauf.« Nur Lars hielt zu mir und meinte, dass ich als Störenfried vor dem Tor trotzdem was bringen würde, aber das blieb bei den anderen überwiegend ungehört.

Unser Schulrektor war gleichzeitig mein Englischlehrer. Ein großer Pädagoge vor dem Herrn, um es einmal ironisch zu sagen, denn die besten Arbeiten lagen ganz oben und die schlechtesten ganz unten, wenn wir die Hefte nach der Korrektur von ihm zurückbekamen. Zu jeder Arbeit gab er einen Kommentar ab und die Untersten, also Schlechtesten, bekamen die übelsten Kommentare verpasst.

Öfter gehörte ich auch dazu. »Ha, ha, ha, wie immer«, kicherte es dann leise hinter mir und in der anschließenden Pause wurde manchmal mit zerknülltem Papier nach mir geworfen. Einmal wurde es mir zu viel und ich trat einem anderen Mitschüler in den Unterleib, weil er mich ständig nervte. Dafür bekam ich einen Tadel, eine Eintragung ins Klassenbuch.

Fast hatte ich das Gefühl, unser Rektor nahm es persönlich, wenn man in seinem Unterricht versagte. Ich hatte mich beispielsweise verpflichtet, das Schulaquarium zu pflegen, was ich auch ausgiebig tat. Und zwar so ausgiebig, dass ich manchmal zu spät in den Unterricht kam. Die Pflege der Unterwasserwelt ermöglichte es mir, Abstand zu meinen Mitschülern zu bewahren, da ich dieser Tätigkeit in den Pausen nachgehen musste und dadurch davon verschont blieb, auf den Schulhof gehen zu müssen. Am liebsten wäre ich überhaupt nicht mehr in den blöden Unterricht gegangen.

Dann sprach der Rektor meinen Vater bei einem Elternabend auf meine Unpünktlichkeit an, die wegen meiner ehrenamtlichen Tätigkeit entstand. Sie beschlossen, ein anderer Schüler solle den Dienst übernehmen.

Da ich mich nicht an die neue Regelung halten wollte, kontrollierte der Rektor regelmäßig, ob ich mich in den Pausen im Aquarienraum befand. Erwischte er mich, warf er mich schimpfend raus. Meine Sicht der Dinge aber war, dass er mir meinen »Zufluchtsort« genommen hatte.

Der Rektor war stets mit einem grauen Dreiteiler gekleidet, dazu trug er ein weißes Hemd und eine gestreifte Krawatte. Ich mochte diesen Pedanten nicht, denn er konnte seine zwanghafte Charakterstruktur nur schwer verstecken. Mir kam die Galle hoch, wenn ich ihn nach Schulschluss nach Hause gehen sah.

Seine beiden Kinder folgten ihm braven Gleichschritts, sie mussten ihn sogar noch mit »Herr Vater« anreden. Er war ein Menschenschinder, sein Verhalten hatte für mich in dieser Welt so wenig Platz, wie meins für ihn. In die siebte Klasse wollte er mich nicht versetzen, sondern schlug vor, dass ich in die Hauptschule wechseln sollte.

Ungerechte Menschen wie er hatten in meinen Augen eine Strafe verdient und ich war derjenige, der sich dazu berufen sah, diese Aufgabe auszuführen. Ich wollte ihm eine ordentliche Lektion erteilen, wenn auch nur aus sicherer Distanz.

Mein Kumpel Timm ging nebenan zur Hauptschule und wohnte direkt gegenüber der Ausfahrt, die vom Schulgelände führte. Man hatte von seinem Zimmerfenster aus die beste Übersicht, wer die Schule betrat und verließ. Timm mochte meinen Rektor auch nicht, was unserer »Nutzbeziehung« einiges an Festigkeit verlieh, wenngleich sie insgesamt nur drei Jahre lang anhielt.

Timm und ich gingen eines Tages nach Schulschluss schnell zu ihm nach Hause und versteckten uns in seinem Zimmer hinter dem gekippten Fenster, bei zugezogener Gardine. Nach wenigen Minuten kam der Rektor mit seinen Kindern daher und als sie am Haus vorbeigingen, schrie Timm zu ihm runter: »Du hässlicher Arschkeks, auf dem Scheiterhaufen sollte man dich verbrennen – Hände abhacken und so!«

Der Rektor wurde ganz hektisch und sah sich nervös um, doch er entdeckte uns natürlich nicht.

Seine Telefonnummer hatte ich auch schon im örtlichen Telefonbuch gefunden. Eines anderen Tages rief ich aus Timms Elternhaus nachmittags bei ihm an. Timms Eltern waren nur selten zu Hause. Eines der Rektorenkinder nahm den Hörer ab und meldete sich. Ich bat äußerst höflich darum, bitte einmal den Herrn Vater sprechen zu dürfen. Trotz der telefonischen Distanz zitterte ich wie Espenlaub. Misstrauisch wurde ich gefragt, wer ich denn überhaupt sei, denn meine Stimme hatte noch keinen besonders erwachsenen Klang.

»Schulverbandsitzung, Windmüller«, antwortete ich schnell. Mein Vater war Lehrer und ich kannte daher einschlägige Begriffe aus dem Schulwesen.

Und siehe da, sofort war der werte Herr Rektor am Apparat und meldete sich mit gespielter Freundlichkeit. Und ich sagte zu ihm: »Du Bananenwichser!« Dann legte ich auf. Timm bog sich vor Lachen am Boden. Dieses Erfolgserlebnis war so »geil«, dass ich ihn unverzüglich noch einmal anrief: »Du Bananenwichser!« Der Rektor muss sich ziemlich geärgert haben.

Wahrscheinlich vermutete er mich dahinter, denn von diesem Zeitpunkt an triezte er mich vermehrt im Unterricht. Es waren aber nur noch wenige Monate, bevor ich auf eine Gesamtschule in Hamburg gehen sollte, da mein Vater mich auf keinem Fall auf die Hauptschule schicken wollte.

Ich hockte viel in meinem Zimmer herum, zeichnete dabei, hörte Musik, träumte vor mich hin und hatte eines Tages plötzlich eine interessante Vision. Ich fragte mich, wie ich später als Erwachsener wohl aussehen würde. In meiner Vision ging ein einsamer Mann langsam und bedächtig durch eine schneebedeckte Winterlandschaft, eine Schiebermütze auf seinem Kopf. Er hatte eine tiefe Denkfalte zwischen den Augen und blickte gedankenverloren, fast melancholisch, in die Ferne, während seine Hände in den Taschen seines dicken Parkas steckten und sein Atem in der kalten Luft verdampfte. So sah ich mich als Erwachsenen und ich muss gestehen, dass ich mit dieser Vision ziemlich dicht an der Realität lag.

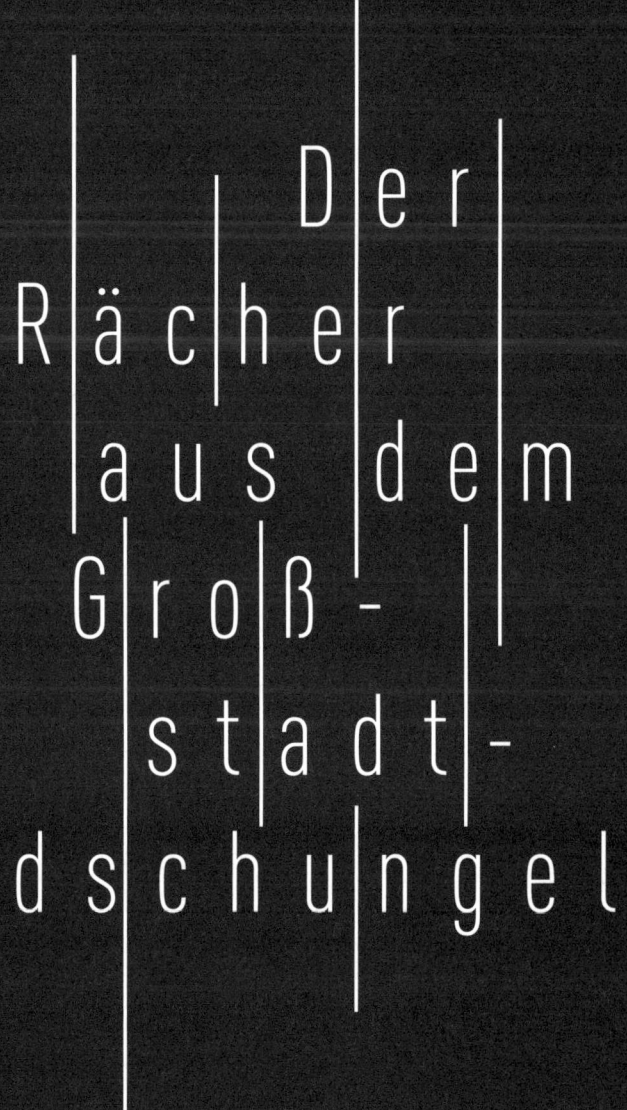

Der Rächer aus dem Großstadtdschungel

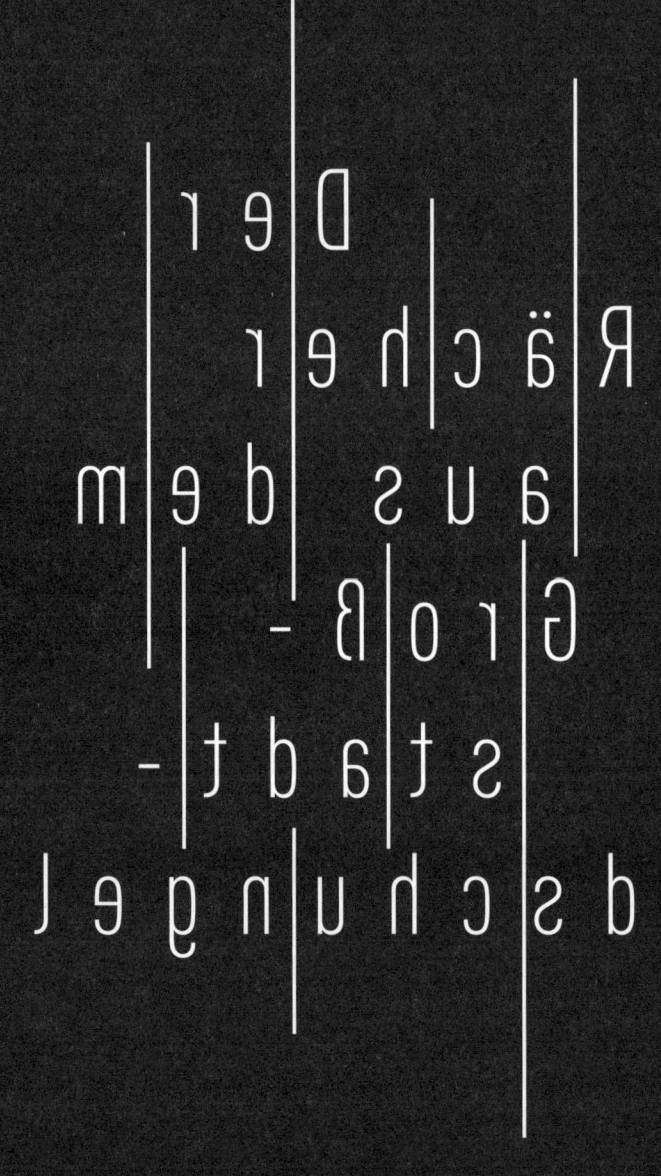

m Sommer 1985 landete ich auf der Gesamtschule im Großstadtdschungel Hamburgs. Ich sollte sie mit der Bahn erreichen und mein Vater begleitete mich an einem schulfreien Tag in den Sommerferien dorthin, um mir den Schulweg zu zeigen, den ich von da an zurückzulegen hatte. Die Großstadt mit ihren schnellen Bewegungen und ihrer Hektik überforderte meine empfindlichen Antennen maßlos.

Hinzu kam, dass ich mich in dieser Schule von Anfang an nicht wohlfühlte. Als ich der Schulsozialarbeiterin erstmalig vorgestellt wurde, sah ich ihr nicht in die Augen, sondern starrte verunsichert auf den Boden.

Ich stand meist alleine in einer Ecke des Schulhofs, von der aus ich das Geschehen um mich herum beobachten konnte und schaltete dabei manchmal auch auf totale Abwehr, wenn andere den Kontakt zu mir suchten.

Als mich zum Beispiel ein Mitschüler auf dem Schulhof nach meinem Namen fragte, antwortete ich: »Halts Maul!« Es war in dem Fall eine Abwehrreaktion von mir, die aus dem Wunsch nach Distanz entstand. Ich muss sicher nicht erwähnen, dass ich mir so keine Freunde machte.

Einige Typen aus der Raucherecke hatten den »Assi« vom Dorf, wie sie mich nach dem zweiten Schulhalbjahr nannten, bald ins Visier genommen. Besonders die aus der Raucherecke waren teilweise ganz schöne Chaoten. Erst fingen sie damit an, mich im Unterricht mit Papierkügelchen aus Blasrohren zu beschießen, die sie aus Kugelschreibern gebastelt hatten. Dann kippten sie meinen Schulkoffer aus und jagten mich in den Pausen, dass ich panisch vor ihnen weglief. Schließlich bekritzelten sie mich im Gesicht mit Eddings, ohrfeigten, traten und rangen mich nieder.

Als ich mit einem blauen Auge nach Hause kam, war mein Vater kurz davor, mich nicht mehr auf diese Schule gehen zu lassen, doch bei »kurz davor« blieb es. »Hau doch mal richtig zurück«, sagte er genervt, aber dazu war ich nicht in der Lage.

Viele Lehrer hatten an der riesigen Schule keinen Überblick und bemerkten nicht, was sich dort abspielte. Ge-

gen schwierige Schüler, von denen es sehr viele gab, konnten sie sich kaum durchsetzen. Nach dem ersten Schuljahr hatten mich mehrere von ihnen zum Freiwild erklärt. Einer dieser Typen meinte am ersten Schultag nach den Sommerferien 1986 zum Beispiel: »Ich freu mich schon seit einer Woche auf Dirk, mir war in den Ferien so langweilig, endlich kann ich mal wieder Dampf ablassen!«
Übrigens erkrankte er frühzeitig an massivem Drogenkonsum, wie ich später erfuhr.

Hätte es damals einen Panic-Room für Schüler gegeben, wäre ich dort garantiert regelmäßig aufgetaucht. In den Pausen mussten die Schüler aber die Gebäude verlassen und auf den Schulhof gehen. Ich verschanzte mich deshalb ab Sommer 1986 zu Beginn der Pause oft auf der Toilette des G-Hauses.

Wir hatten im G-Haus häufig Unterricht, denn unser Klassenraum war in diesem Gebäude. So konnte ich sicher sein, dass ich vor den befürchteten Übergriffen wenigstens in der Pause Ruhe hatte.
Die Häuser der Schule hatten Buchstaben, damit man sich auf dem weitläufigen Schulgelände besser orientieren konnte. Häufig fielen Stunden aus oder wurden in anderen Räumen durchgeführt, als ursprünglich geplant, es war ein einziges Chaos, was mich zusätzlich belastete.
Die mit Kugelschreibern und Feuerzeugen bearbeitete Toilettenkabine wurde vorerst mein Panic-Room. Auch befand sich hinter dem G-Haus dichtes Gebüsch, an das von der anderen Seite ein Kleingartengelände grenzte. So versteckte ich mich in den Sommermonaten 1986 auch in diesem Gebüsch, das mir ein wenig Ruhe und Frieden schenkte.
Meine Furcht vor den Übergriffen durch einige Chaoten aus der Raucherecke wurde immer größer und auf das Lernen konnte ich mich, schon alleine deswegen, nicht richtig konzentrieren.
Bereits in aller Frühe stand ich vor dem Vertretungsplan und versuchte herauszufinden, in welchen Kursen ich wohl wieder mit potenziellen Angreifern rechnen musste.

Im Winter änderte ich mein Verhalten, denn ich wollte, dass die anderen keinen Grund mehr fanden, mich zu drangsalieren, also musste ich mich anpassen, damit ich »überlebte«.

Das erste Mal, als ich einen Zug von einer Zigarette nahm, kratzte es entsetzlich in meinem Hals, zudem wurde mir vom Nikotin ganz schwindlig. Keiner hatte gesehen, wie ich mir einen abhustete, denn ich hatte die Zigaretten in einem Bahnhofskiosk der Station Wandsbek Markt gekauft, wo ich sie auch gleich ausprobierte. Erstmal üben, bevor ich mich hustend vor den Chaoten blamierte. Mein erstes Feuerzeug kaufte ich mir auch, es war ein rotes Plastikfeuerzeug, das für mich eine besondere Bedeutung hatte. Es sollte mir nämlich dabei behilflich sein, mich aus meiner unglücklichen Situation zu befreien.

Eine Woche nach dem Kauf erschien ich unverhofft in der Raucherecke hinter der Turnhalle, zündete mir vor den Augen der erstaunten Anwesenden eine Kippe an, inhalierte den Rauch und hauchte ihn, ohne Gehuste, wieder aus.

»Auf Lunge«, schrie ein anderer Raucher begeistert und klopfte mir auf die Schulter. Ich verschenkte Zigaretten, um »die Götter zu besänftigen«, erschien öfter in der Raucherecke und beteiligte mich an Gesprächsrunden, in denen wir über bestimmte Lehrer und das Schulsystem herzogen, wenngleich ich dabei mein Fähnchen in den Wind hielt und mich damit anzupassen versuchte. Langsam aber sicher gehörte ich dazu, wobei ich mir als Neuling erst einmal »einen Namen machen« musste.

Also kaufte ich mir in einem anderen Tabakwarenladen ein Butterflymesser für nicht einmal zwanzig Mark. Mit dem Ding fuchtelte ich ein wenig in der Raucherecke rum. Stefan, ein fieser Schlägertyp, hatte ein Springmesser dabei. Wir verglichen unsere Messer und gaben gegenseitig ein bisschen damit an.

Wenn ich gewollt hätte, hätte ich auch gekonnt, jedenfalls bildete ich mir das ein, denn im Gegensatz zu mir war Stefan tatsächlich dazu fähig, sein Messer gegen einen Menschen einzusetzen. Stefan flog später von der Schule, denn er war brutal, hinterhältig und rücksichtslos.

In der Innenstadt gab es den Waffenladen, Hoerning & Co., wo man mich nach und nach immer häufiger antreffen konnte. Es gab für mich in dieser Zeit nämlich kein höheres Ziel, als eine Waffe zu besitzen, wobei nur Personen, die das achtzehnte Lebensjahr vollendet hatten, freie Waffen überhaupt besitzen durften.

Der Verkäufer, auf den ich öfter traf, machte einen konservativen und geradlinigen Eindruck. Wahrscheinlich war er nicht gerade begeistert, Minderjährigen andauernd erklären zu müssen, dass er ihnen nichts verkaufen durfte. Ich fragte ihn, was eine Steinschleuder kostete, und er antwortete: »Erst ab achtzehn!«

»Und so eine Schreckschusspistole?«

Seine klare Antwort lautete: »Sowieso erst ab achtzehn!«

Ich war enttäuscht und wäre wirklich ein guter Kunde des Hauses geworden, wenn er mehr Verständnis für mich und meine Lage gehabt hätte. Doch ich wurde das Gefühl nicht los, irgendwann einmal Erfolg zu haben und mein Bauchgefühl sagte mir, das ich nicht aufgeben sollte.

Eines Tages stand ich nach der Schule wieder vor dem Schaufenster des Waffenladens und guckte vorsichtig durch die Glastür ins Geschäft, um nachzusehen wer drinnen bediente. Dort stand ein untersetzter Herr, der einen netten Eindruck auf mich machte und mein Bauchgefühl sagte in dem Moment: »Los, geh rein, du schaffst es!« Ich betrat das Geschäft, machte auf gehetzt und eilig und meinte zu dem Verkäufer:

»Ich hätte gerne eine Steinschleuder, um damit eine Ratte in meinem Keller zu erschießen.«

»Kein Problem«, antwortete er und legte mir eine echte Zwille aus Metall mit fetten, doppelten Vierkantgummis auf den Tresen.

»Benötigen Sie dafür noch Stahlkugeln«, fragte er.

Ich zögerte und antwortete: »Ja, das ist bestimmt besser, als mit Steinen zu schießen.«

»Meine ich auch«, sagte er und legte eine Tüte mit Stahlkugeln dazu. »Fünfundzwanzig Mark, bitte«, sagte er und lächelte freundlich.

Ich bezahlte alles und verabschiedete mich schnell, damit er es sich nicht noch anders überlegte. Er rief mir jedoch noch nach: »Auf Wiedersehen, bis demnächst.«

Ich hatte es geschafft! Fast meinte ich, es wäre nur ein Traum gewesen. Mit Timm, den ich immer noch ab und zu traf, schlich ich mich an einem Sonntag auf das Gelände meiner alten Schule, um an den Fenstern der Gebäude die Durchschlagskraft der Zwille auszuprobieren. Mein fehlendes Selbstwertgefühl durch solche Aktionen aufzubessern schmeckte mir langsam. Das krachte ein paar Mal ziemlich eindrucksvoll, als ich mit der Stahlmunition einige Scheiben zerschoss.

»Gebt die Schleuder sofort her«, schrie der Hausmeister plötzlich, der den Krach mitgekriegt hatte, er kam mit seinem Fahrrad angesaust. Wir türmten panisch und entkamen ihm gerade noch, doch er hatte Timm erkannt. Einige Tage später bekam er einen Anruf vom Rektor ... Timm ließ mich auffliegen, weil man ihn beschuldigte, auf die Fenster geschossen zu haben.

Der Rektor rief meinen Vater an und drohte mit einer Anzeige wegen Sachbeschädigung, falls er die von mir zerstörten Fenster nicht bezahlen würde.

Mein Vater musste die Scheiben aus eigener Tasche bezahlen, weil ich Vandalismus begangen hatte, für den keine Versicherung eintrat. Er packte mich am Kragen, schüttelte mich dabei zähneknirschend durch und ich zog den Kopf wie eine Schildkröte ein, weil ich dachte, dass er mich verprügeln wollte. Doch er nahm sich zusammen, pöbelte mich stundenlang an und verhörte mich gleichzeitig, um herauszufinden, woher ich die Zwille hatte. Ich durfte die Küche, in der das »Verhör« stattfand, nicht verlassen.

Als ich mich davonstehlen wollte, weil ich den unnachgiebigen Druck, den er auf mich ausübte, nicht mehr aushielt, schrie er: »Komm sofort zurück und setz dich hier wieder hin, wirds bald!« Eingeschüchtert gehorchte ich ihm; und er machte weiter, durchsuchte dann mein Zimmer, fand dabei aber nichts, denn ich hatte die Zwille längst hinterm Kleiderschrank verschwinden lassen. Ich belog meinen Vater mit der Geschichte, ich hätte das Ding aus Ästen und Fahrradschläuchen gebastelt und würde es schon gar nicht mehr besitzen.

Den Kontakt zu Timm brach ich ab, denn einen Freund, der mir in den Rücken gefallen war, wollte ich auf gar keinen Fall. Wir sahen uns nie wieder, was aber auch kein Problem für mich war.

Meinen ersten Freund, Marco, lernte ich an der Gesamtschule in der Raucherecke kennen. Er wohnte bei seinem Vater und dessen neuer Lebensgefährtin in einem Hochhaus. Marco trauerte seiner Mutter nach, die nach Norwegen gezogen war. Mit seinem Vater, der nur selten zu Hause war, kam er nicht gut zurecht.

Marco war ein sensibler Junge und wurde von den Rauchern mehr oder weniger akzeptiert, er rauchte eine halbe Schachtel pro Tag und war gerade dreizehn Jahre alt. Nach der Schule fuhren wir öfter zu ihm nach Hause und tranken zum Beispiel Whiskey aus der Wohnzimmerbar seines Vaters – der »knallte ordentlich rein«.

»Lass uns mal 'n bisschen Scheiße bauen«, sagte Marco einmal, als wir wieder bei ihm waren. Er offenbarte mir dabei seinen Plan und neugierig kam ich mit.

Wir gingen gemeinsam zu einem Bauspielplatz, der sich auf einem bewaldeten Gelände, unweit des Hochhauses, befand. Dort schlich Marco sich an eine der gebastelten Holzhütten, stopfte sie mit altem Zeitungspapier voll, das er mitgenommen hatte und wollte sie anzünden, während ich versuchte, ihm dabei Rückendeckung zu geben. Plötzlich stand ein Sozialarbeiter vor uns, der auf dem Spielplatz arbeitete, denn ich hatte ihn zu spät gesehen. Wir nannten ihm falsche Namen und Adressen und er überprüfte sie nicht, sondern ließ uns gehen, anstatt die Polizei zu rufen.

Eines Nachmittags kamen wir noch mal zurück, um zu vollenden, was wir nicht geschafft hatten, wir waren dabei vorsichtiger und benutzten außerdem Feuerzeugbenzin, damit alles schneller ging.

Als es brannte, rannten wir weg und stellten uns im achten Stock von Marcos Wohnhaus ans Flurfenster, um zufrieden die Rauchwolke zu beobachten, die gegenüber zwischen den Bäumen aufstieg. Mit einem Mal schrie Marco begeistert: »Da kommt die Feuerwehr!«

Ein Löschzug, bestehend aus vier Fahrzeugen, fuhr mit Sirene und Blaulicht am Haus vorbei und bog in die Einfahrt, die zum Bauspielplatz führte. Das war unser Werk gewesen. Wir hatten dafür gesorgt, dass etwas passiert war. Ich bekam dadurch das Gefühl, dass ich wirklich existierte, weil es ohne uns zu diesem Spektakel nicht gekommen wäre.

In den Schulpausen verließen wir manchmal unerlaubt das Schulgelände, um zum Supermarkt nebenan zu gehen. Ich stand Schmiere, und Marco klaute im Supermarkt Bier, das er in seinen Rucksack steckte.
Wir verteilten etwas davon in der Raucherecke und erhielten für unsere »Heldentaten« Anerkennung. Einige betranken sich direkt mit dem Bier. Auch ich gehörte zu denjenigen, die ein paar Mal angesäuselt in den Unterricht gingen. Ein Typ, der später an massivem Drogenkonsum erkrankte, taumelte eines Tages völlig zugekifft in die Stunde, kotzte unter seinen Tisch und verließ das Klassenzimmer wieder.

Marco besuchte mich im Frühjahr mit dem Fahrrad und wir fuhren ein wenig durch die Umgebung unseres Ortes. Dabei kam mir die Idee, meinen alten Rektor einmal wieder gehörig zu ärgern, was ich schon lange vorhatte, aber mich nie getraut hatte, weil ich dazu Komplizen brauchte, um selbst sichere Distanz wahren zu können.
Ich holte ein Paar Silvesterknaller aus meinem Zimmer, die ich heimlich aufbewahrt hatte, verklebte sie, verband die Lunten, und wir fuhren abends zum Haus des Rektors. Marco schlich sich ans Haus, während ich Schmiere stand, zündete die »Dynamitladung« an und warf sie direkt vor die Haustür. Es knallte ordentlich, und wir türmten mit den Rädern, dann versteckten wir uns.
Der Rektor kam aus dem Haus und suchte wutentbrannt nach den Tätern, die sich im Gebüsch einen abgrinsten, doch er fand uns natürlich nicht. Als er wieder hineingegangen war, fuhren wir zum Gelände meiner ehemaligen Schule und zündeten den Abfallcontainer auf dem Parkplatz an, denn der Hausmeister sollte auch noch sein Fett abbekommen.
Es gefiel mir mit meinem neuen Weggefährten ausgezeichnet und ich bildete mir ein, in ihm einen Freund für die Ewigkeit gefunden zu haben. Während ich ei-

nige Tage nach Ostern 1987 krank war und deswegen nicht zur Schule gehen konnte, verschwand Marco allerdings spurlos. Ich machte mir schreckliche Sorgen um ihn, doch dann erfuhr ich, dass er in Norwegen bei seiner Mutter aufgetaucht war, wo er auch bleiben wollte.

Er war abends mit dem Fahrrad zum Hauptbahnhof gefahren, hatte von dort den Zug nach Kiel genommen und es geschafft, vom Kieler Hafen mit einer Fähre nach Oslo zu kommen.

Der Auslöser seiner Flucht war vermutlich ein Streit gewesen, der während meiner Abwesenheit in der Raucherecke stattgefunden hatte. Marco hatte sich geweigert, diesem Stefan eine Zigarette zu schenken. Stefan polierte Marco deshalb so brutal die »Fresse«, dass Marcos Gesicht hinterher ganz blutverschmiert war, wie mir einige Chaoten noch vergnügt erzählten. Mein Entsetzen über diesen Vorfall hat sie völlig irritiert.

Nachdem ich mit dieser schrecklichen Nachricht konfrontiert worden war, zog ich mich nach der Schule in mein Zimmer zurück und weinte heimlich bittere Tränen. Erstens tat mir wahnsinnig leid, was meinem Freund passiert war und zweitens hatte er mich einfach im Stich gelassen.

Ich befand mich plötzlich wieder ganz alleine an dieser »gottverdammten Scheißschule«, die ich einfach nur zum Kotzen fand. Doch ich durfte keine Schwäche zeigen und versteckte erfolgreich meine tiefe Trauer.

Welch Glück, dass ich nicht dabei gewesen war, als es passierte, denn das hätte mich vermutlich traumatisiert. Ich wünschte Stefan den Tod und plante zuerst, ihn für seine Tat von hinten zu erstechen. Doch es blieb zum Glück beim Gedanken daran, der mich immer wieder befiel, wenn ich Stefan sah.

Ich spürte den Drang das zu wiederholen, was ich mit meinem Freund zusammen gemacht hatte, weil ich ihn wie einen verlorenen Teil von mir wahrnahm, der mir Halt gab. Vielleicht kam dieser Teil von mir in dem Moment zurück, in dem ich Feuer legte. Einige Tage später fuhr ich frühmorgens vor der Schule mit dem Bus zum erwähnten Bauspielplatz und zündete dort eine Hütte mit Reinigungsbenzin an, das ich aus dem Werkzeug-keller meines Vaters gestohlen hatte. Doch das zauberte Marco nicht zurück, wenngleich ich es mir sogar kurz-zeitig einbildete. Aus demselben Grund begann ich auch, die Zigarettenmarke zu rauchen, die Marco be-vorzugt hatte, aber auch dadurch kam er selbstver-ständlich nicht wieder.

Ich litt an ausgeprägter Antriebslosigkeit und Schlapp-heit, die mich nachmittags dazu zwang, mich auf mein Bett zu legen und apathisch die Staubpartikel zu beob-achten, die über meinem Bett schwebten. Dabei hörte ich Musik, während ich in meiner Fantasie dazu innere »Filme drehte«, die aus Alltagserlebnissen bestanden, ähnlich den Musikvideos auf MTV. Oft holte ich mir da-bei auch einen runter und manchmal befürchtete ich in solchen Augenblicken schon wieder, von Fremden oder auch meinen Eltern, telepathisch beobachtet und kom-mentiert werden zu können.

Schon als ich dreizehn Jahre alt war, hätte ich gerne Sex gehabt, aber meine Angst vor Ablehnung war so stark, dass ich es nicht wagte, mich den Mädchen zu nähern. Ich dachte nur noch an Sex.

Wenn ich nach Schulschluss mit dem Bus in Wandsbek Markt eintraf, überlegte ich gelegentlich, mich dort ein-fach vor die nächste Bahn zu werfen. Die gesamte Stadt erschien mir in dieser Zeit nur noch in einem grässli-chen Grau, ich verfluchte meine Eltern, weil sie mich geboren hatten und diese widerwärtige Welt kotzte mich zutiefst an. Ich setzte mich in der Haltestelle auf eine Holzbank, beobachtete die vorbeieilenden Men-schen und weinte still in mich hinein.

Dann begann ich damit, die Einrichtung meines Zim-mers zu demolieren. Manchmal wichste ich einfach auf den Teppich, dann warf ich mein Butterflymesser in die Wandvertäfelung und schließlich begann ich damit, im Zimmer auf Styroporboxen zu schießen, die ich auf dem Müll gefunden hatte. Dabei schoss ich mit meiner Zwille versehentlich ein Loch in die Scheibe des Zim-merfensters, um hinterher zu behaupten, dass ich mit einer Kachel in der Hand dagegen gefallen war, was mein Vater skeptisch schluckte.

Ich legte mich auch mit meiner Schwester an, schlug, trat und demütigte sie. Einfach nur schrecklich, wie ich mit ihr damals umging.

Meine Eltern bemerkten kaum etwas von meinen Problemen, denn mein Vater hatte beruflich sehr viel um die Ohren und kam meistens erst nach einundzwanzig Uhr nach Hause und meine Mutter passte auf ihre Tageskinder auf.

Ich scherte mich einen »verdammten Dreck« darum, meine Hausaufgaben zu erledigen. Wozu auch, denn diese Welt war es gar nicht wert, sich Mühe für sie zu geben und ich war schon längst ein Mensch, der sich über seinen schulischen Werdegang keine großen Gedanken machte. Die Zwille reichte mir zudem nicht mehr und ich wollte endlich einen richtigen »Ballermann« haben. Daher ging ich zur Bank und hob von meinem Sparbuch unbemerkt einen ordentlichen Batzen Geld ab.

Nach der Schule fuhr ich wieder zum Waffenladen und als ich ihn betrat, stand da der konservativ und geradlinig wirkende Herr, der mir schon einmal nichts verkaufen wollte.

»Ich will diese Schreckschusspistole haben«, sagte ich zu ihm und deutete auf einen hochwertigen Revolver des Kalibers Neunmillimeter-Knall, der fast dreihundert Mark kosten sollte.

»Dann rücken sie ihren Ausweis mal raus«, sagte er, dabei lächelte er siegesgewiss.

»Das war's dann wohl«, dachte ich enttäuscht. Da kam der andere Verkäufer, der mich schon mal bedient hatte, hinter seinem Kollegen aus einer Tür und sagte:

»Das können sie sich sparen, ich hab den Ausweis des jungen Herrn schon ein paar Mal gesehen.«

Der Verkäufer beäugte mich sehr skeptisch und murmelte dann: »Na gut, dann muss ich meinem Kollegen ja wohl glauben.«

Ich hatte meine Knarre gekriegt, unglaublich, aber wahr. Ich nahm das Ding mit in die Schule, zeigte es in der Raucherecke und der bloße Besitz der Knarre sollte mich unangreifbar machen, ohne dass ich sie hätte benutzen müssen. »Nicht näherkommen«, hätte es auch heißen können. Das war im Sommer 1987.

Nach den großen Ferien lernte ich Andreas kennen, der von einer anderen Schule zu uns gekommen war. Wir trafen erstmals im Kunstunterricht aufeinander und merkten schnell, wie viele Gemeinsamkeiten wir hatten. Er fuhr voll auf den Ninjaboom der Achtzigerjahre ab, und bald waren Ninjas auch für mich Ideale, deren scheinbar übermenschliche Fähigkeiten ich unbedingt erlangen musste. Sie trugen Masken, traten nur im Schutz der Dunkelheit auf und konnten trotzdem jederzeit blitzartig zuschlagen, ohne ihre Identität preiszugeben. Es handelte sich wohl um Übermenschen, zu denen ich mich auch endlich zählen wollte, damit ich nicht mehr unter meinen Schwächen, sowie denen anderer leiden musste.

Ich kaufte mir im Waffenladen einen schwarzen Ninjaanzug mit Kapuze sowie die dazugehörigen Stoffstiefel. In diesem Outfit stellte ich mich vor den Spiegel in unserem Wohnzimmer und machte dabei die geheimen Fingerzeichen der Schattenkrieger nach, die ihnen angeblich übermenschliche Kräfte verliehen. Ich bildete mir ein, durch dieses magische Ritual sowie das entsprechende Outfit, zu einem anderen Menschen oder Übermenschen werden zu können. Vielleicht war ich ja jemand, bei dem die Naturgesetze eine Ausnahme machen würden.

Jeden Morgen fuhr ich vor der Schule zu Andreas, um ihn abzuholen. Nicht selten öffnete er mir die Tür und grinste mich breit an, ich grinste zurück und wusste auch schon, was los war. »Hast Du Bock, heute zur Schule zu gehen?«, fragte er mich. Ich antwortete: »Nö, du doch auch nicht!«

Andreas wohnte bei seiner Mutter, die als Krankenschwester arbeitete. Er sah sie nicht häufig, und sein Vater lebte woanders – also war uns keiner im Weg, der uns von unserem Vorhaben, die Schule zu schwänzen, hätte abbringen können. Im zweiten Halbjahr 1987 hatte ich ziemlich viele Fehltage, denn Schuleschwänzen war für mich eine Neuentdeckung, die mir Erleichterung verschaffte, weil ich dadurch nicht ständig den verdammten Chaotenhaufen ertragen musste, den ich insgeheim ohnehin nicht akzeptierte. Es wurde übrigens nicht zwischen entschuldigten oder unentschuldigten Fehltagen unterschieden und die Lehrer kümmerten sich auch nicht um Problemfälle wie uns.

Wir schauten uns bei Andreas VHS-Filme an, wie zum Beispiel: »Ein Mann sieht rot« oder »Taxi Driver«. Die Einstellungen, die der Rächer Paul Kersey oder der durchgeknallte Taxifahrer Travis Bickle im Bezug auf ihre Umwelt hatten, gefielen mir sehr und auch ihre Charaktere sprachen mich irgendwie an.

Wir fuhren eines Vormittags zum Waffenladen und ich kaufte Andreas einen Schreckschussrevolver, da man dort ja dachte, dass ich volljährig sei. Dann gingen wir mit den Knarren, die wir in die Innentaschen unserer Jacken steckten, mittags über die Reeperbahn und fühlten uns dabei großartig.

An einem Wochenende holten wir aus der Garage eine große Brechstange und fuhren zur Schule, um ein bisschen Dampf abzulassen. Es gefiel mir zusehends, den unglaublichen Druck endlich rauszulassen, den ich immer intensiver verspürte.

Diesen miesen »Scheißladen« konnte man am besten aufmischen, wenn man es anonym machte. Krachend zersplitterten einige Fenster, inklusive dem des Sekretariats, wobei die Brechstange, leere Bierflaschen sowie meine Zwille zum Einsatz kamen. Zum Schluss schiss ich auf eine Pappe und Andreas schmierte die Scheibe damit voll, hinter der sich der Vertretungsplan befand, während wir dabei gehässig lachten.

Die Menschentraube, die sich am Montagmorgen vorm Vertretungsplan versammelte, erinnerte mich mehr an eine Großdemo, als an das gewohnte Bild vom Schulhof. Einige erkannten zunächst nicht, was da die Sicht auf den Plan verdeckte, gingen besonders nahe ran und lösten sich dann würgend aus der Menge. In der Schule wurde an diesem Tag nur vom beschissenen Vertretungsplan geredet, selbst die Lehrer sprachen das Thema noch im Unterricht an.

Am Ende dieser Woche schwänzten wir wieder den Unterricht und riefen in meiner alten Realschule an. Als die Sekretärin am Ende der Leitung abnahm, grunzte Andreas in den Hörer: »Verlassen Sie das Schulgebäude, eine Bombe geht gleich hoch!«

In der Vergangenheit hatte man an dieser Schule keine einzige Bombendrohung ernst genommen, was sich in unserem Fall jedoch änderte. Alle Schüler mussten das Gebäude verlassen und durften erst nach einiger Zeit wieder hineingehen.

Dieses »Heimspiel« ging in die Verlängerung, denn eines Samstagabends erschien ich mit Andreas im Ort und der Herr Rektor bekam die Böller diesmal von meinem Freund höchstpersönlich an die Tür gebunden.

Der ärgerte sich vielleicht! Eine halbe Stunde lang streunte er wutschnaubend durch die Nachbarschaft, bevor er entnervt ins Haus zurückging. Wir saßen im Gebüsch und freuten uns darüber, dann gingen wir zum Schulgelände und der Abfallcontainer musste noch einmal als Fackel herhalten, denn die »dreckige Mistbiene« von Hausmeister sollte endlich merken, wo der Hammer hängt.

Mehrmals kam ich abends noch alleine vorbei und zündete den Container an, was tatsächlich als »die Zeit der Containerbrände« in die Geschichte der Schule einging, wie ich später erfuhr. Ich war zum Rächer aus dem Großstadtdschungel geworden, konnte mich durch meine Taten endlich selbst spüren und suchte dadurch nach einem Halt in dieser Welt. Ich erinnere mich an den Film »Taxi Driver« mit Robert De Niro. Travis Bickle sagt in einer Filmszene: »Hier ist jemand, der sich wehrt!« Genauso lautete mein Auftrag – dachte ich zumindest.

Eines Tages begegnete mir mein alter Feind Sönke wieder bei uns im Ort. Er war zwar einige Jahre älter, aber keineswegs einsichtiger oder freundlicher geworden. Ich ging mit unserem Hund Gassi, er kam mir mit seinem Hund entgegen, die Tiere kläfften sich dabei an und er pöbelte: »Nimm deinen Drecksköter weg, du schwule Ratte!« Ich war hilflos wie ein kleines Kind, als ich die Beschimpfung widerstandslos einkassieren musste. Doch hinterher kochte ich vor Wut, denn die Böllerlunte war abgebrannt und der Knaller explodierte.

Sönkes Vater hatte einen Sportwagen, mit dem er immer durch den Ort raste. Dieser stand seitlich am Haus hinter einer Hecke. Eines Abends ging ich unter dem Vorwand, den Hund ausführen zu wollen, zum Haus von Sönkes Familie, schlich mich im Dunkeln an den Wagen, zog mein Butterflymesser hervor und zerkratzte damit das komplette Fahrzeug, um zur Krönung noch das Faltdach aufzuschlitzen.

Eine Woche später stand in einem örtlichen Wochenblatt folgende Anzeige:

»Tausend Mark Belohnung für Hinweise, die den Täter überführen, der meinen Wagen beschädigt hat!«

Mein Vater las das am Abendbrottisch vor und meinte: »Die scheinen wohl mehr Feinde zu haben, als man so denkt.«

Das saß, denn dem hatte ich es so richtig gezeigt, zudem stand meine Tat auch noch in der Zeitung, ich wurde also immer berühmter. Als wir erneut die Schule schwänzten, bestellten wir mehrere Taxis zum Sekretariat meiner alten Schule und ich stachelte Andreas dazu an, Sönkes Vater anzurufen, um ihn zu bedrohen. Die Nummer seiner Firma erhielten wir bei der Telefonauskunft.

Andreas beschimpfte Sönkes Vater als Gehirnhämorride und Ganzkörperprothese, weiterhin drohte er ihm, den Wagen nächstes Mal in die Luft zu sprengen. Zum Schluss nahm ich den Hörer zur Hand und gestand dem Mann, der Täter gewesen zu sein, der seinen Wagen beschädigt hatte. Dann legte ich auf und war mir sicher, dass er mich anhand meiner Stimme nicht erkannt hatte.

Aber einige Wochen später erschien mein Vater plötzlich in der Schule, um mich abzuholen und ich wusste, was das bedeutete – mit den Rächerspielchen war jetzt Schluss! Als wir zum Auto gingen, zeigte er mir das Schreiben der Polizei, aus dem hervorging, dass man mich als Tatverdächtigen in der Sache befragen wollte. Mein Vater fragte mich: »Warst du das?« Ich bekam kein Wort raus und wir fuhren los. Er fragte mich mehrmals, ob ich das mit dem Wagen gewesen war. Ich sagte nichts und da war ihm klar, dass mein Schweigen »Ja« bedeutete.

»Das kann so viel kosten, dass unsere Existenz auf dem Spiel steht«, brüllte er mich im Auto an.

Ich konnte meinen seelischen Schmerz nicht mehr verbergen und schrie: »Ich bring mich um, ich häng mich auf!«

»Nein, das ist keine Lösung, wir müssen jetzt sehen, was wir daraus machen«, sagte mein Vater verzweifelt.

Als meine Mutter erfuhr was Sache war, schrie sie mich deswegen hysterisch an. Weinend erzählte ich meinen Eltern, was der Auslöser meiner Straftat gewesen war, Sönke behauptete später, dass meine Anschuldigung unwahr gewesen wäre.

Wir hätten sagen können, dass ich mich mit dem Anruf nur wichtig machen wollte, weil ich die Anzeige in der Zeitung gelesen hatte, doch mein Vater meinte, dass mir damit nicht geholfen sei. Ich sollte für meine Tat geradestehen. Auch er wollte Verantwortung für den Mist übernehmen, den ich gebaut hatte, meine restlichen Taten wurden glücklicherweise nie aufgeklärt und ich schwieg mich darüber auch aus.

Sönkes Vater verzichtete darauf, mich anzuzeigen. Mein Vater musste achttausend Mark für die Reparatur des Autos blechen und ich verrichtete einen Batzen Sozialstunden in einer gemeinnützigen Einrichtung. Der Polizei erzählte ich nichts von meinem Messer, sondern gab stattdessen an, ein scharfes Stück Metall auf dem Gehweg gefunden zu haben, mit dem ich den Wagen im Affekt beschädigte, was ebenfalls nicht der Wahrheit entsprach, denn ich hatte die Tat durchaus geplant. Ich gab meinem Vater den Revolver, den er einem Bekannten verkaufte. Meine Zwille und mein Messer warf ich in den Müll, denn ich wollte sie nicht mehr haben.

Dann brachten meine Eltern mich zu einem Jugendpsychologen, bei dem ich an Sitzungen in autogenem Training teilnehmen musste. Die Zuwendung, die ich von meiner Familie gebraucht hätte, sollte er mir geben. Dieser unnütze Kram brachte mir nichts, also lernte ich ihn auch nicht. Ich sprach den Psychologen darauf an, dass ich, aufgrund meiner seltsamen Denk- und Verhaltensweisen, vermutete, schizophren zu sein. Doch er verwarf meine Bedenken und bot mir ein Einzelgespräch an. Kurze Zeit danach brachten meine Eltern mich zum Jiu-Jitsu-Training, der Psychologe hatte ihnen dazu geraten.

Das war wenige Monate, bevor ich die Gesamtschule in Hamburg mit einem schlechten Abschlusszeugnis verließ. Auf Wunsch meines Vaters kam ich an eine Berufsfachschule in der Nähe unseres Wohnorts, um wenigstens noch meinen Realschulabschluss nachzuholen.

Am letzten Schultag in Hamburg meinte einer der Chaoten zu mir: »Wollen wir noch 'ne Zigarette rauchen?« Ich sagte: »Ja, geh schon mal vor, ich komm gleich nach.« Stattdessen ging ich zum Bus, stieg ein, warf in Wandsbek Markt meine restlichen Zigaretten in einen Mülleimer und habe seitdem nie wieder eine Zigarette angefasst. Alkohol hielt ich plötzlich auch für schädlich und wollte keinen mehr trinken. Ich warf »meine Rolle« mit den Zigaretten einfach in den Müll und war heilfroh, dass ich diese Schule nicht mehr sehen musste; auch den Chaotenhaufen nicht mehr, dem ich vorgegaukelt hatte, zu ihm gehören zu wollen.

Die Party-königin

Die
Party-
Königin

ch vermute, dass meine Angst vor dem Fallen und das zugehörige Gefühl der Haltlosigkeit – zumindest teilweise – durch das Jiu-Jitsu-Training verschwanden. Ich trainierte einmal in der Woche und anfangs traute ich mich kaum, mit bestimmten Leuten aus der Gruppe zu üben, weil sie mir zu dominant und massiv auftraten. Dabei handelte es sich um zwei Handwerkertypen, die einen etwas rustikaleren Ton anschlugen, der mich stark verunsicherte. In den ersten Trainingsstunden guckte ich nur auf den Mattenboden und konnte meinen Übungspartner nicht ins Gesicht sehen, doch das gab sich zusehends.

Nach einiger Zeit merkte ich, dass man dazu bereit war, mich in der Gruppe »aufzufangen«. Ich lernte durch die Fallschule des Jiu-Jitsu, mich sprichwörtlich fallen zu lassen, was mir mit der Zeit ein gewisses Selbstbewusstsein und psychische Stabilität verlieh. Weiterhin lernte ich, mehr »mit beiden Beinen auf dem Boden der Tatsachen« zu stehen, was gleichfalls wörtlich zu verstehen war, denn man brauchte beim Training auf der Matte Gleichgewicht und einen guten Stand.

Plötzlich gelangen mir Dinge, von denen ich nie gedacht hätte, dass ich je dazu in der Lage sein würde. Das soll aber nicht bedeuten, dass ich sofort »geheilt« war, denn meine psychische Problematik konnte sich nur sehr langsam verbessern. Aber ich hatte damit wohl einen Anfang gemacht.

Und dann kam ich in diese Berufsfachschule, Fachrichtung Wirtschaft, deren Abschluss mit der mittleren Reife gleichzusetzen war. »Gut, dachte ich mir, »dann gebt mir, was ich eurer Ansicht nach brauche, denn ich selbst weiß es nämlich nicht!«

Eigene Ambitionen im Bezug auf berufliche Ziele und schulische Leistungen hatte ich nicht, denn ich konnte mich selbst nicht wirklich wahrnehmen und erkennen.

An der Schule herrschte Disziplin und es wurde versucht, auf die Schüler individueller einzugehen. Der Rektor war ein strenger aber netter Kerl, den ich in Mathematik hatte und der mir während des Unterrichts häufiger sogar persönliche Nachhilfe an der Tafel gab, was es mir ermöglichte, meine Aufmerksamkeit besser auf den Unterricht zu fokussieren.

Meinen Kumpel Markus lernte ich ebenfalls in dieser Klasse kennen und bald saßen wir nebeneinander. Wir wurden zu einem albernen und kichernden Duo, das irgendwann die Spitznamen Waldorf und Statler verpasst kriegte. Das sind die zwei Rentner aus der Loge in der Muppet-Show.

Markus machte sich nicht viel aus den meisten gesellschaftlichen Ansichten und so passten wir für die Zeit an dieser Schule gut zusammen.

Schon bald holte mich mein altes Problem jedoch teilweise wieder ein, denn die Klassengemeinschaft bildete eine Clique, die sich an diversen Wochenenden regelmäßig auf Privatpartys traf, bei denen ordentlich gesoffen wurde, was man wenigstens einmal mitmachen musste, wenn man dazugehören wollte. Anschließend gingen die Fotos von diesen abscheulichen Saufgelagen in unserer Klasse herum, wobei man sich über sich selbst amüsierte.

Ich wollte nicht dazugehören. »Alkohol ist schädlich«, vertrat ich vehement meinen Standpunkt. Es war mir auch wichtig, dass jeder in der Klasse darüber Bescheid wusste, dass ich als Außenseiter betrachtet werden wollte. Sich so zu entwürdigen wie es die anderen taten, wäre eine Schande für mich gewesen, denn ich stellte den Anspruch an die anderen, dass sie sich gefälligst genauso stark zu kontrollieren hatten, wie ich es tat. Ich schämte mich fremd für meine Klassenkameraden, weil sie meinen Idealvorstellungen von perfekten Menschen nicht entsprachen.

Ich wirkte auch dadurch eigenartig, dass ich mich nicht so kleidete, wie es in diesem Alter vielleicht »normal« gewesen wäre, denn Mode interessierte mich nicht. Was bequem war, zog ich an. Manchmal trug ich sogar gebrauchte Klamotten von Freunden oder Bekannten meiner Eltern.

Irgendwann gab es in dieser Klassengemeinschaft eben einige Leute, die meinten, mich mobben zu müssen. Das führte dazu, dass ich mich in meiner Außenseiterrolle bestätigt fühlte und mich noch mehr von der Klassengemeinschaft absonderte. Markus machte begeistert mit und wir trafen uns auch außerhalb der Schule. Ich übernachtete manchmal sogar bei ihm, denn seine Eltern hatten im Nachbarort ein großes Einfamilienhaus, in dem es ein Gästezimmer gab.

Ich finde es zwar schade, dass ich diese Freundschaft nach dem Abgang von der Schule nicht halten konnte, aber wir waren wohl eher nur Außenseiter, die sich gegenseitig unterstützten.

Als die »Sexbombe« der gesamten Schule, die ausgerechnet in meine Klasse ging, während des Unterrichts ständig in meine Richtung schaute, dachte ich zuerst, dass an der Wand hinter mir irgendetwas Interessantes sei. Dann warf sie einen abgelutschten Bonbon in meinen Jackenkragen, der mir daraufhin in einem Anfall von Zorn und Panik »platzte«. Die blöde Kuh sollte bloß bleiben, wo sie war. Doch sie guckte wieder in meine Richtung und plötzlich war mir klar, dass sie mich wohl interessant fand, was ich absolut nicht verstand.

Ich hatte ausgeprägte Akne im Gesicht und hielt mich schon alleine deshalb für hässlich und somit unwürdig, ein Mädchen haben zu dürfen. Inzwischen fand ich auch meine Füße viel zu klein und stellte mich in den Schuhen meines Vaters, die größer als meine waren, zu Hause vor den Spiegel, um mich ständig damit zu betrachten. Vor dem Spiegel stand ich sehr häufig, fast schien es als versuchte ich, durch das häufige Betrachten meines Spiegelbilds, einen Kontakt zu meinem »Ich« herzustellen.

Mein Versuch, mit der »Sexbombe« Kontakt aufzunehmen, scheiterte kläglich an ihrer eigenen Unsicherheit. Was hätte ihr Umfeld wohl dazu gesagt, wenn sie wirklich mit mir zusammengekommen wäre, denn sie war die Partykönigin?

Einmal nahm ich meinen Mut zusammen und rief sie an, um sie danach zu fragen, ob wir gemeinsam Hausaufgaben machen wollten. Aber sie wehrte mich am Apparat schroff ab, um der halben Klasse am nächsten Tag zu erzählen, dass ich es gewagt hatte, sie anzurufen. Sie bestätigte mir mit ihrem Verhalten, dass es besser war, Abstand zu anderen Menschen einzuhalten und das Thema Frauen war damit für mich gegessen. Ich traute mich nach diesem missglückten Annäherungsversuch nicht mehr ans weibliche Geschlecht.

Weil ich aber sehr aufmerksam war, merkte ich, dass immer mehr Mädels mich anguckten. Irgendetwas musste ich an mir gehabt haben, was sie mochten. Aber diese Erkenntnis half mir wenig, denn ich stand mir mit meinen Ängsten und Komplexen total im Weg. Dabei hätte ich so gerne eine Freundin gehabt – ich hielt mich für einen Menschen, der es nicht wert war, geliebt zu werden.

Im April 1990 hatte ich dann zum ersten Mal Sex! Es war bei einer Prostituierten in Hamburg, die auf Apartment arbeitete und lief mehr schlecht als recht, denn das war mir wiederum zu viel Nähe auf einmal. Hinterher war ich ernüchtert, weil es logischerweise eben nur um Geld ging, was ich ja eigentlich nicht wollte. Ich brauchte einen Menschen, der sich wirklich für mich interessiert.

Wenn ich auf dem Schulhof an Mädels vorbeiging, bei denen ich merkte, dass sie mich anguckten, würdigte ich sie absichtlich keines Blicks. Ich dachte, dass sie dann vielleicht den ersten Schritt machen würden. Doch diese Rechnung ging nicht auf. Ich war niedergeschlagen und wurde dadurch depressiv.

»Dann eben nicht, die sind es eh nicht wert so einen geilen Typen wie mich zu kriegen«, dachte ich frustriert. Das Selbstbild, das ich so von mir schuf, sollte mich wohl vor dem totalen seelischen Zusammenbruch bewahren.

Mein Vater lag mir zu allem Überfluss manchmal auch noch in den Ohren und sagte: »In deinem Alter hatte ich schon längst eine Freundin, such dir doch endlich mal eine.« Damit erwartete er etwas, das ich gar nicht hätte umsetzen können, was im Nachhinein ein weiterer Beweis dafür war, wie wenig Ahnung er von der Gedanken- und Gefühlswelt seines Sohns hatte. Aber in dem Punkt mache ich ihm keinen Vorwurf, denn ich teilte meine verrückt anmutende Innenwelt schließlich mit keinem anderen Menschen.

Ein Manko von mir war, trotz des Jiu-Jitsus, meine unsportliche Verfassung, die ich wenigstens aufbessern wollte, wenn es schon nicht mit den Frauen klappte. Ich kaufte mir ein Ergometer, das ich in den Keller stellte, und dann noch eine Kraftbank mit zwei Kurzhanteln, die ich mit bis zu 30 Kilo pro Stück beladen konnte.

Ein Typ aus der Schule, der mehr eine Bekanntschaft vom Pausenhof war, stand auf Heavy Metal und kopierte mir richtig heftigen Lärm von Napalm Death, Extreme Noise Terror und Carcass auf einige Leerkassetten, die ich ihm brachte. Mit diesem eigentlich unerträglichen Lärm betäubte ich mich. Meine tierische Wut konnte ich gegen das laute Gegrunze und Schlagzeuggehämmer aus dem Kassettenrekorder herausschreien, während ich im Keller Kraftübungen mit schweren Gewichten machte oder auf dem Ergometer strampelte. Das »befreite« meine angestauten Affekte und auch meine Zwangsgedanken wurden dadurch reduziert. Ich konnte sie sogar mit der Zeit so steuern, dass ich sie in mein Training einbaute: »Wenn ich es nicht schaffe, noch eine zehnte Wiederholung hinzulegen, dann …!« Meine Kraft und Kondition nahmen innerhalb von einem Jahr merklich zu und aus mir wurde ein drahtiger Junge, der beim Bankdrücken fast fünfzig Kilo bewegen konnte. Sport war zu einem wichtigen Bestandteil meines Lebens geworden, der mir unter anderem dabei half, meine schulischen Leistungen zu verbessern. Bis heute ist anstrengender Sport das geeignete Mittel für mich, einen Ausgleich zu angestauten Affekten zu schaffen.

Mein Vater hatte gemerkt, dass ich stärker geworden war und mir erste Ziele im Leben setzte, obwohl sie nicht beruflicher Natur waren. Plötzlich wollte er so dämliche Ringkämpfe mit mir beginnen, die ich schon aus der Grundschule kannte und sich dort »Spaßkämpfchen« nannten. Ich fühlte mich von ihm provoziert und ging darauf ein. »Alles nur Spaß«, dachte ich. Seine getarnten Übergriffe amüsierten meine Mutter wohl sehr, die manchmal glucksend danebenstand, wenn er ausprobierte, ob ich gegen ihn ankam. Er wog mehr und war auch kräftiger als ich. Als sie einmal nicht dabei war, ging plötzlich ein Leuchten durch seine Augen und er scheuerte mir eine saftige Ohrfeige, auf die ich in dem Moment nicht gefasst war. Sein triumphierendes Lachen konnte er sich kaum verkneifen, als er sah, wie wirksam die Schelle mich getroffen hatte. Sofort entschuldigte er sich scheinheilig bei mir, um dadurch die Absicht hinter seiner Attacke zu verschleiern, doch ich wusste genau, was er getan hatte.

Er verfiel in dieser Zeit vermehrt dem Alkohol und es kam wiederholt zu Situationen, in denen er mich mit Diskussionen bedrängte, was ich beruflich machen wolle. Diese fanden manchmal spät abends statt und zerrten an meinen Nerven.

»Ich mache mir Sorgen um dich«, meinte er dabei oft. Wenn es wirklich so gewesen wäre, dann kamen diese Sorgen reichlich spät. Eigentlich viel zu spät. Aufgrund seines gesteigerten Alkoholkonsums merkte ich, dass er nicht dieser übermächtige Mensch war, für den ich ihn immer gehalten hatte und es gelang ihm immer weniger seine Schwächen zu verbergen, wenngleich er sich dabei viel Mühe gab.

Da mir keine berufliche Richtung einfiel, dachte ich, dass es gut sei, mich für die Fachrichtung Gestaltung auf einer Fachoberschule zu entscheiden, weil dort Zeichnen gefragt war und das konnte ich gut.

Ich schaffte es mit siebzehn tatsächlich, meinen Realschulabschluss nachzuholen. Markus sah ich nachher nie wieder, wir telefonierten zwar bis Weihnachten 1990 miteinander, aber dann riss unser Kontakt endgültig ab.

Nur Andreas traf ich immer noch und wir gingen abends mal auf die Reeperbahn, die damals noch relativ sicher war oder trafen uns, um gemeinsam auf einer Wiese hinter seinem Haus zu trainieren. Wenigstens diesen Kontakt konnte ich noch bis zu meinem zwanzigsten Lebensjahr halten, bis ich meine erste Freundin kennenlernte. Es wurde eine Erfahrung für meine Eltern, die sie nie vergaßen!

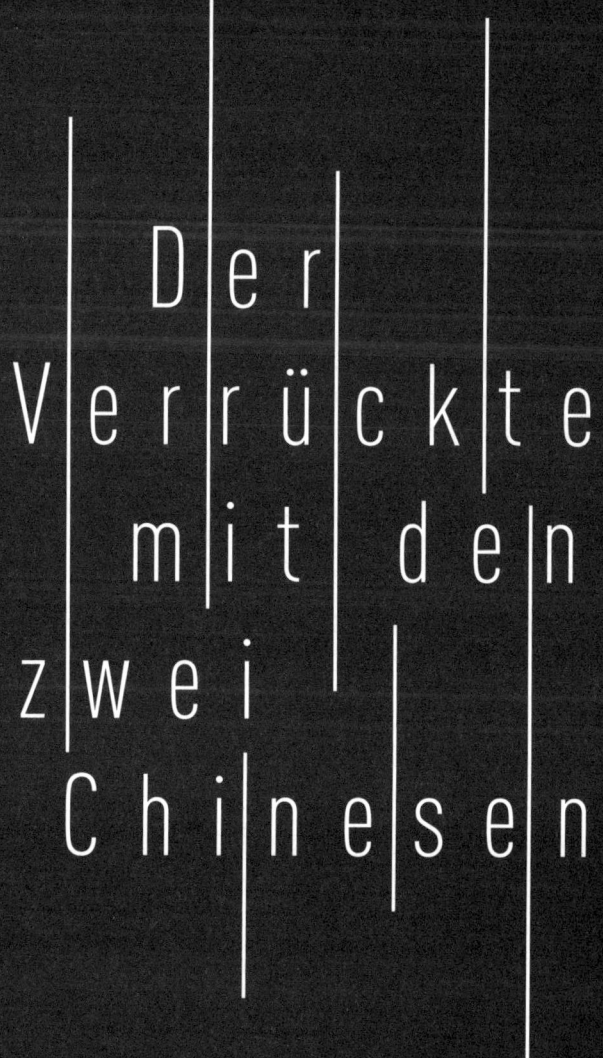

Der
Verrückte
mit den
zwei
Chinesen

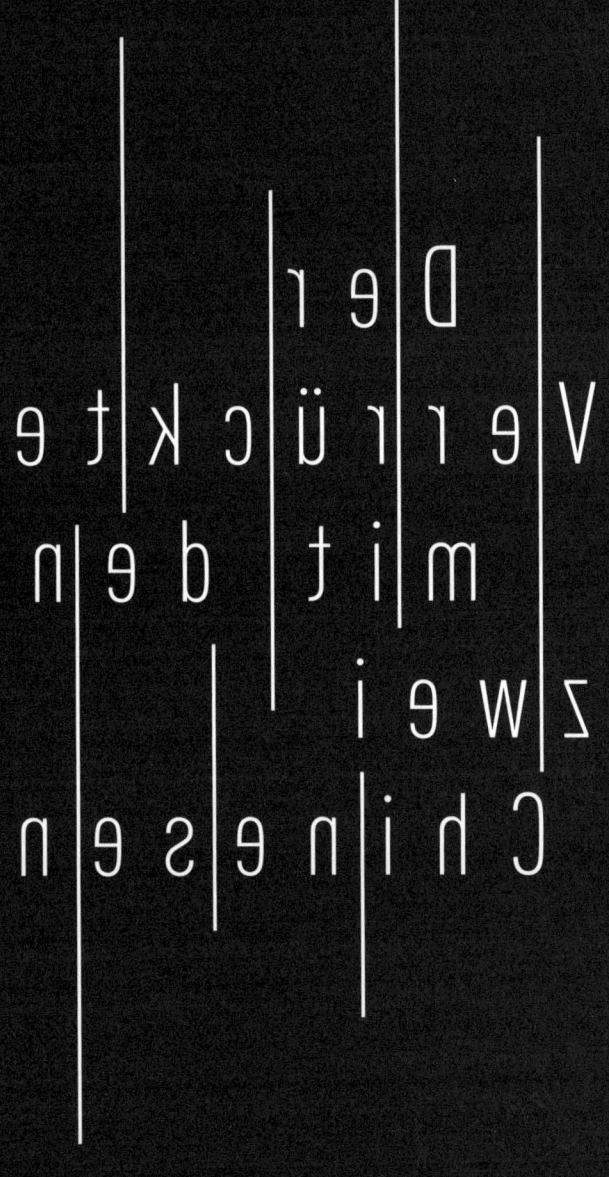

Der Verrückte mit den zwei Chinesen

ch besuchte eine Fachoberschule für Grafik und Gestaltung und sollte mir einen Praktikumsplatz suchen. Das Praktikum musste im ersten Schuljahr absolviert werden. Mir so einen Platz selbst zu suchen, war nicht einfach für mich. Von einem Bekannten meines Vaters erhielten wir die Adresse einer Offset-Druckerei, die einen Praktikumsplatz anbot. Dort stellte ich mich vor und erhielt ihn. Vorerst sollte ich unentgeltlich arbeiten, wenn man mit meiner Leistung zufrieden war, so der Chef, könne man über Geld sprechen.

Doch es gelang mir nicht, den Draht zum Arbeitsleben zu finden. Ich hinterließ meinen Arbeitsplatz oft unaufgeräumt, worüber sich die Leute in der Firma hinter meinem Rücken aufregten. Wenn alle Mitarbeiter während der Mittagspause zusammen saßen, versuchten sie herauszufinden, mit wem sie es bei mir zu tun hatten, was mir unheimlich war. Ich kapselte mich schon nach einigen Wochen von diesen regelmäßigen Zusammenkünften im Pausenraum ab und ging stattdessen zu einer Imbissbude. Als ich schließlich einen älteren Kollegen, der mich ständig duzte, zurückduzte, motzte er mich an, dass wir »zusammen noch keine Schweine gehütet hätten.«

Ich verstand diesen Spruch aber nicht und duzte ihn erneut. Er ging dermaßen an die Decke, dass ich völlig schockiert war. Einige Tage danach wurde ich zum Chef zitiert. »Toll, endlich kriege ich Geld für meine Arbeit«, dachte ich naiv. Was ich bekam war ein ordentlicher Einlauf für mein Benehmen im Betrieb. Ich verstand die Welt nicht mehr und war wegen der Standpauke zutiefst gekränkt, was zur Folge hatte, dass ich noch am selben Tag in der Mittagspause zu einer nahegelegenen Telefonzelle ging, um mir sofort einen neuen Praktikumsplatz zu suchen. In dieser Firma hielt ich es keine Sekunde länger aus.

Bei der Suche nutzte ich mein Bauchgefühl und da einige meiner Mitschüler Praktika in Fotostudios machten, kam mir die Idee, in der Rubrik »Fotostudios« nachzuforschen. Fotografieren interessierte mich eigentlich nicht, Hauptsache ich kam irgendwo unter. Als ich diese Rubrik im Branchenbuch durchblätterte, ließ ich wieder mein Bauchgefühl entscheiden und zwar nach dem Klang der Namen der jeweiligen Fotografen. So verrückt es sich auch anhört, man sagte mir bereits beim zweiten Studio zu.

Der Inhaber der Firma war ein Eigenbrötler und ausgeflippter Künstlertyp, der alleine arbeitete und ich passte auf Anhieb zu ihm. Zudem wollte er mir monatlich hundertfünfzig Mark für meine Tätigkeit als Praktikant geben.

»Du kannst in der anderen Firma aufhören und sofort zu mir kommen«, sagte er, nachdem wir uns kennengelernt hatten. Mir fiel ein Stein vom Herzen. Am nächsten Tag wollte ich gleich mit dem Chef der Offset-Druckerei sprechen. Als ich im Büro vor ihm saß und ihm erklärte, sofort gehen zu wollen, weil ich etwas Neues gefunden hatte, drückte er lässig seine Zigarette aus und murmelte gleichgültig: »Damit kommen Sie uns sehr entgegen.« Ich verabschiedete mich freundlich von ihm und zog von dannen, doch im Stillen ärgerte ich mich fürchterlich über seinen arroganten Kommentar.

In der Schule hatte ich mit dem gestalterischen Teil der Ausbildung riesigen Spaß, ärgerte mich hingegen aber über andere Fächer, von denen ich vor allem Mathematik und Physik grausam fand. Denn meine mathematischen Grundlagen waren nicht gut und ich wollte mich mit solchen Unsinnigkeiten nicht mehr abgeben, was einmal wieder mit einem Abrutschen der Noten einherging.

Wenigstens nervte mein Vater mich nicht mehr so, denn er war der Meinung, dass ich als Volljähriger »meine Scheiße alleine machen sollte«, wie er sich voller Empathie ausdrückte.

Es gab tatsächlich andere Dinge, die ich viel wichtiger fand als solche schulischen Nebensächlichkeiten. Ich wollte unbesiegbar und hart wie Eisen werden, stellte in dieser Hinsicht höchste Ansprüche an mich und suchte nach einer geeigneten Methode, die mir diese Eigenschaften verleihen konnte. Zumindest die Kampfkraft des unbesiegbaren Bruce Lee wollte ich erreichen und während meines Praktikums im Fotostudio ließ ich mich so fotografieren, wie auch Bruce Lee sich immer präsentiert hatte: Mit geballten Fäusten und entschlossenem Blick. Er war zeitweise mein Idol und ich vermutete kurzzeitig sogar, seine Wiedergeburt zu sein, was offensichtlicher Unsinn war, denn als er starb, war ich schon auf der Welt, doch diese Tatsache ignorierte ich eine Weile lang schlicht und einfach.

»Escrima ist das Ding, das gleich nach dem Revolver kommt«, versicherte mir einmal ein Jiu-Jitsu-Kämpfer, mit dem ich mich auf einem Kampfsportseminar über Selbstverteidigung unterhielt. Einer seiner Bekannten wurde darin unterrichtet. Escrima ist eine philippinische Kriegskunst, die mit Stöcken und Klingen praktiziert wird. Menschen, die wegen Körperverletzung vorbestraft waren, durften nicht am Training teilnehmen. So effizient konnten die Techniken dieses Systems sein, wenn man sie beherrschte.

Es war wohl genau das Richtige für mich, denn einen scharfen Revolver konnte man in Deutschland nun einmal nicht so leicht ergattern, zudem war es nicht erlaubt, ihn als Zivilperson geladen auf der Straße mitzuführen, was ich mit so einem Ding aber gemacht hätte, denn ich fühlte mich bedroht. Ich musste mich schützen, man las ja immer so viel Schreckliches in der Zeitung.

Als ich auf meinen damaligen Escrimalehrer zum ersten Mal im Frühjahr 1991 in einer Sportschule traf, trainierte er gerade alleine im Kraftraum mit Hanteln. Seine große und massige Figur mit dem Bauchansatz erinnerte mich nicht gerade an die eines durchtrainierten Kämpfers, mit seinem Vollbart sah er viel eher wie der Filmschläger Bud Spencer aus.

»Wenn du richtige Kampfsportfilme sehen willst, guck dir Bud Spencer an«, sagte mein Escrimalehrer in der Tat, denn Escrima beruht auf natürlichen Bewegungen, die Bud Spencer mit seinen Schwingern und Ohrfeigen fast haargenau nachmacht.

Mein Lehrer war ein ehemaliger Rausschmeißer und die Geschichten, die er manchmal von seinen Arbeitsplätzen erzählte, ließen ihn wie einen Übermenschen erscheinen. Mit ganzen Schlägertrupps hatte er sich schon angelegt und ihnen die Leviten gelesen. Meistens arbeitete er mit zwei Philippinos an der Tür, man gab ihm damals deswegen den Spitznamen »Der Verrückte mit den zwei Chinesen«. Das überzeugte mich sofort, ich hörte mit dem Jiu-Jitsu-Training auf und fing an Escrima zu trainieren.

Die Sportschule war in einer Tiefgarage in Hamburg, wo vor allem Thai- und Kickboxen unterrichtet wurde.

»Paranoia ist keine Krankheit, Paranoia ist die Heilung«, sagte einmal einer meiner Trainingskollegen. Diese Lebensweisheit hatte er den Paulchen-Panther-Filmen entnommen, in denen Inspektor Clouseau sich absichtlich von seinem Diener Kato an den unmöglichsten Orten überfallen ließ, um mit jedem noch so überraschenden Szenario fertig zu werden und sich abzuhärten.

Somit erwartete er stets das Schlimmste. Das schien auch die Einstellung meines Eskrimalehrers gewesen zu sein, dem man nachsagte, er würde sich mit Gewebeband einen Stock auf den Rücken kleben, bevor er nach dem Training in der Sportschule duschen ging, damit er einem potenziellen Angreifer niemals waffenlos gegenüberstand.

Er war ein Überlebenskünstler und ich wollte mental so stark werden wie er. Escrima hatte im hohen Maße etwas mit Stressbewältigung zu tun. »Die mentale Verfassung entscheidet über Sieg oder Niederlage«, meinte mein Escrimalehrer. Auffallend viele Sicherheitskräfte und Rausschmeißer kamen zum Training, was ein sicheres Indiz für mich war, dass man dabei auf Realitätsnähe Wert legte. Ich muss gestehen, dass ich mich in dieser Gesellschaft bestens verstanden und aufgehoben fühlte.

Der Dachblock war die erste Technik, die man als Antwort auf einen senkrecht ausgeführten Stockangriff zum Kopf lernte. Man selbst hatte auch einen etwa sechzig Zentimeter langen Stock und blockte damit den gegnerischen Hieb ab, um zeitnah, natürlich nur angedeutet, nach dessen Kopf zu schlagen, was sich dann »halber Schlag« nannte. Doch der Gegner schlug beim Angriff ordentlich drauf, um die mentale Verfassung des Angegriffenen zu schulen. Ich erlebte nach einigen Trainingswochen mein blaues Wunder, denn als ich meinen Dachblock lernte und mein Lehrer austesten wollte, wie gut dieser schon war, brach mein Block kläglich unter seinem Hieb zusammen, sodass er den Angriff abstoppen musste. Also noch einmal – doch wieder blieb ich paralysiert stehen und verließ meinen Körper im Moment des Kontakts, denn es lähmte mich dabei einfach viel zu viel Angst. »Tot, du wärst jetzt tot gewesen, wenn das Ding voll durchgezogen worden wäre«, ermahnte er mich. Mein Lehrer ging einige Schritte zurück, nahm Anlauf und der Stock aus unzerbrechlichem Kunststoff sauste auf mich nieder. Ich löste mich aus meiner Schreckstarre und sprang panisch nach rechts vorne, während ich dabei unbeholfen seinen Stock abblockte und zusätzlich den Kopf einzog.

»Nicht zur Seite springen, nicht fliehen«, brüllte er. Dann platzierte er einen anderen Schüler neben mich und sagte: »Stell dir vor, wenn du jetzt zur Seite springst, erschießt er dich!« Keine schöne Vorstellung. Mein Lehrer ging wieder einige Schritte zurück, nahm Anlauf und zeigte dabei die Zähne wie es mein Vater immer getan hatte, wenn er durchdrehte. Der Stock sauste auf mich nieder, ich explodierte nach vorne, blockte seinen Stock ab, reagierte aus Panik aber über und traf meinen Lehrer mit einem Hieb leicht an der Hand. »Hey, du hast mich getroffen, triff mich nicht, sonst muss ich dich treffen«, schrie er und verpasste mir einen heftigen Stoß, durch den ich ins Straucheln geriet. Mir lief der Angstschweiß herunter, denn für mich war die simple Übung ein harter Kampf gegen meine Ohnmachtgefühle und meine Vernichtungsangst gewesen.

Auf diese Art ging es beim Training ständig weiter, und ganz langsam wurde ich dadurch psychisch ein bisschen belastbarer.

Irgendwann kam ein dunkelhaariger und smarter Typ zum Training, mit dem ich während einer solchen Stunde trainierte. Er war sehr reaktionsschnell und trainierte unter anderem Fechten und Boxen. Nach dem regulären Training fragte ich ihn, ob wir eine Runde mit Boxhandschuhen machen wollten, denn auch waffenlose Techniken mit bloßen Händen gehörten zum Escrima dazu. »Gerne«, sagte er und wir fetzten uns ein bisschen mit Handschuhen. Warum musste ich den Ledergeruch seiner Handschuhe in meinem Gesicht ertragen, während er kaum Treffer kassierte? Ich legte einen Zahn zu und landete durch seinen Gegendruck in einem Berg von Sporttaschen, die in einer Ecke des Raumes lagen und war ratlos und deprimiert. »So kleine Leute wie du haben es sowieso schwer gegen Große wie mich, davon mal abgesehen, dass ich der technisch Bessere bin«, meinte er. Ich dachte: »Ich bin doch nicht klein. Was meint der damit?« Doch da hatte ich mich gründlich getäuscht, denn ich trainierte mit Axel, einem bekannten Türsteher und der war einen halben Kopf größer, sowie dreißig Kilo schwerer als ich.

Allerdings war ich allen Ernstes der Meinung, annähernd so groß und kräftig wie er zu sein. Dasselbe dachte ich übrigens auch im Vergleich mit meinem Escrimalehrer, was mein fehlendes Körperbewusstsein zur damaligen Zeit deutlich macht. Noch heftiger wurde es, als ich im Training auf Axels Kumpel Heiko traf. Er ist heute der Besitzer einer bekannten Diskothek auf der »Großen Freiheit«. Heiko war noch größer als Axel, doch ich wollte mit Heiko unbedingt kämpfen. Wieder landete ich mit »polierter Fresse« im Sporttaschenstapel. Ein Glück, dass die Umkleide gerade renoviert wurde ansonsten wäre ich noch unsanfter gelandet. Ich stand benommen auf und machte weiter, denn ich dachte annähernd so groß wie Heiko zu sein.

»Du kommst aber gut damit zurecht«, sagte Heiko, während ich den Ledergeruch seiner Handschuhe gezwungenermaßen inhalieren musste. Wo Heiko sich wenig anstrengen musste, »kämpfte« ich wie ein Tier um irgendwie mithalten zu können.

In dem Film »Batman Begins« sagt Bruce Waynes Lehrer Ducard einen Satz, der mein damaliges Handeln vielleicht erklären kann: »Um die Ängste anderer manipulieren zu können, muss man zunächst seine eigenen Ängste besiegen.« Das genau war es, was mich dazu antrieb zu trainieren und mich dabei so zu quälen.

Ich hatte zwischenzeitlich einen besonders formschönen und ungewöhnlichen Drachen gezeichnet, der in seiner vollen Größe genau auf meinen Oberarm passte. Seit längerer Zeit fuhr ich in regelmäßigen Abständen ins älteste Tätowierstudio Deutschlands an der Reeperbahn. Das Motiv sollte einzigartig sein und dafür musste ich mich mit dem Inhaber des Studios stundenlang über die Feinheiten des Motivs unterhalten.

»Wenn du dich tätowieren lässt, fliegst du aus dem Haus«, sagte mein Vater, als mitbekam, was ich vorhatte, denn in meinem Zimmer lagen Tattoozeitschriften herum. »Das machen nur Asoziale und Seeleute, du lässt so was gefälligst«, befahl er mir. Doch der hatte mir nicht mehr zu drohen, denn ich war volljährig. Und wie hatte er noch gesagt: »Mach deine Scheiße alleine!«

Das erste Mal als eine Tätowiernadel in meine Haut stach, war ein viel interessanteres Erlebnis als der Sex im Puff. Ich hatte den Hintergedanken, dass mich der Drache in meiner Haut wie eine Art Banner vor allen Schlechtigkeiten der Welt schützen würde – wie Siegfried wollte ich mich durch dieses Ritual »im Drachenblut baden«, um dadurch vielleicht unverwundbar zu werden.

An diesem ersten Abend stand ich mit einem geschwollenen Arm vorm Spiegel und schämte mich dafür, dass ich mir eine Verletzung zufügen ließ. Doch zwei Wochen später zog ich den Ärmel meines Sweatshirts am Abendbrottisch hoch und zeigte meiner Familie das Armgemälde. Meine Mutter fing an zu heulen und mein Vater meinte ironisch: »Warum hast Du Dir nicht noch ein Arschloch auf den anderen Arm tätowieren lassen?« Seine Entwertungen reichten mir endgültig. »Ich hab kein gutes Foto von dir gefunden«, sagte ich und schaute dann weg. Er glaubte, nicht recht gehört zu haben. »Dann pack deine Scheiße und hau hier ab, wenn du frech zu mir wirst«, pöbelte er mich an und ging wütend aus der Küche, um im Wohnzimmer sein Bier zu trinken. Er wollte gar nicht, dass ich ging, vielmehr versuchte er, seine Drohung als ein Druckmittel gegen mich einzusetzen.

»Ein unverschämter Querulant ist aus dem geworden«, sagte er zu meiner Mutter, die nichts dazu sagte. Sie hielt einfach zu ihm.

Ich wurde immer eigensinniger, rasierte mir einen Irokesenschnitt und zog mir bunte Punkerklamotten an. In dieser ungewöhnlichen Aufmachung stieg ich eines

Samstagabends aus der Bahn, um zu meinem Fahrrad zu gehen, als ich gerade vom Training kam. Plötzlich pöbelte jemand hinter mir: »Hey Pickelfresse, Bock was in die Schnauze zu kriegen?«

Ich drehte mich um und da saßen drei Typen in meinem Alter mit Bierflaschen auf einer Bank. Sie starrten mich böse an, in dieser Gegend waren sie mir noch nie aufgefallen. Ich nahm mein Rad, schulterte die lange Trainingstasche in der sich zwei Stöcke befanden und fuhr los.

»Fickt euch ins Knie«, sagte ich zu ihnen, streckte dabei einen Stinkfinger in ihre Richtung und radelte seelenruhig weg. Denen hatte ich es aber gezeigt, doch plötzlich sagte mein Bauchgefühl: »Guck sofort hinter dich.«

»Bitte nicht«, dachte ich, denn zwei von ihnen waren mir mit ihren Rädern gefolgt und hatten mich schon fast eingeholt. Adrenalin durchfuhr mich, ich sprang vom Rad, warf es hin, griff in meine Tasche und zog einen schweren Kunststoffstock raus, mit dem ich mich demonstrativ mitten auf die Straße stellte, dann sagte ich zu ihnen: »Ihr wollt's wohl genau wissen!«

Der Erste lachte und meinte zum Zweiten: »Hey, was hat der denn für Zuckungen?« Der Zweite stieg vom Rad, riss sein Mountainbike als Schutz hoch und wollte mich damit über den Haufen rennen.

Mein Stock traf seinen Oberkörper mit voller Wucht, was sich anhörte, als wenn man auf einen zusammengerollten Teppich gehauen hätte. Mit schmerzverzerrtem Gesicht geriet der Typ ins Taumeln, ließ das Rad fallen, griff nach seinem Bügelschloss und warf es mit aller Kraft nach mir. Es flog knapp über meinem Kopf weg und ich merkte einen Luftzug.

»Los, hol mir 'n Ast«, schrie er seinen Kollegen an. Dem war die Lust auf Stress aber vergangen, als er sah, was sein Komplize einkassiert hatte.

»Hol mir 'n Ast, du Lutscher«, brüllte der Getroffene seinen Kollegen voller Schmerz und Hass an. Ich packte panisch mein Fahrrad und raste davon, denn man hatte soeben lautstark und glaubhaft ausgesprochen, mich vernichten zu wollen. Nach einiger Zeit drehte ich mich um, doch sie waren, Gott sei Dank, nicht hinter mir.

Zitternd kam ich zu Hause an und erzählte meiner Mutter, was sich ereignet hatte. Sie applaudierte entgegen meinen Erwartungen und fand es großartig, dass ich mich zum ersten Mal in meinem Leben gewehrt hatte.

Als ich meinem Escrimalehrer die Geschichte erzählte, meinte er nur, er habe bei seiner ehemaligen Tätigkeit viel schlimmere Dinge erlebt.

Einige Zeit später erfuhr ich, dass der Typ, den ich verprügelt hatte, ein berüchtigter Schläger aus dem Nachbarort war. Nach unserer Auseinandersetzung hat er angeblich zum ersten Mal vor seinen Freunden geheult, denn mein Stockhieb hatte ihm wohl eine saftige Prellung beschert. Irgendwie bekam der Typ heraus, wer ich bin und ließ mir ausrichten, mich irgendwann fertig machen zu wollen.

Kurz danach begegneten wir uns unverhofft an der Bahnstation. Er war alleine und als er mich sah, ging er wortlos an mir vorbei.

Ich hatte ein Einhandmesser dabei, denn inzwischen imitierte ich meinen Lehrer, von dem behauptet wurde, dass er immer bewaffnet durch die Gegend lief. Paranoia war eben keine Krankheit, sondern die Heilung. Mein Punkeroutfit trug ich schon nicht mehr, denn ich fühlte mich damit auf Dauer nicht wohl. Vielleicht hatte der Schlägertyp mich deshalb nicht erkannt.

Im Sommer 1992 bekam ich plötzlich Post, dass ich zum Wehrdienst antreten sollte. Augenblicklich war mir klar, dass ich dann Befehle hätte befolgen müssen und zwar unter Bedingungen, die ich als demütigend und entwurzelnd empfunden hätte. Das ging natürlich ganz und gar nicht. Ich holte mir von einem Kriegsdienstverweigerer ein Schreiben, mit dem es ihm gelungen war, der Behörde plausibel zu machen, dass er als Soldat nichts taugte. Ich schrieb es ab und schickte es an die Behörde. Inhaltlich vereinfacht klang der Beginn dieses Briefs etwa so:

»Schon in jungen Jahren merkte ich, welch tiefe Verbundenheit ich zum christlichen Glauben hatte und dass es von daher immer undenkbar für mich war, eine Waffe in die Hand zu nehmen, da Waffen eben generell dazu gemacht sind, sie gegen Menschen einzusetzen.«

Ein wenig Verlogenheit steckt ja schon in dem Satz, wenn man bedenkt, welche Einstellung ich zu Waffen wirklich hatte. Und nur wenige Jahre zuvor hatte ich mir, ausgerechnet von meinem Konfirmationsgeld, eine Zwille, ein Butterflymesser sowie einen Schreckschussrevolver gekauft.

Doch ich wurde im Herbst 1992 nach Lübeck vorgeladen, wo man mir mitteilte, mich als Kriegsdienstverweigerer anerkannt zu haben. Meine Mutter war bei diesem Termin übrigens dabei und hatte versucht, sich für mich einzusetzen. Die Hälfte »der Miete« hatte ich geschafft, denn Zivildienst wollte ich auch nicht leisten.

Meine erste Freundin

Meine erste Freundin

lena war meine erste Freundin. Ich lernte sie über eine Zeitungsannonce kennen, weil ich es ein für allemal satt hatte, immer noch keine Freundin zu haben. Es war einer dieser langen Herbstabende Ende Oktober, und ich fühlte mich schrecklich alleine. Ich wagte bis zu diesem Zeitpunkt nicht, etwas dagegen zu unternehmen, da ich sehr lange vermutete, »da draußen« nicht auf Liebe, sondern nur auf Ablehnung zu stoßen. Doch meine Sehnsucht nach Liebe war in einem schwachen Moment stärker als meine Befürchtungen und ich wagte etwas Undenkbares.

Eine zu dieser Zeit gängige Methode um jemanden kennenzulernen, waren Kontaktanzeigen in Zeitungen und es glich schon einem Verzweiflungsakt, dass ich mich dazu entschloss, auf eine Annnoce zu antworten. Dort fand ich nämlich das folgende interessante Inserat: »Junge Frau, 24 J. sucht dich für gemeinsame Unternehmungen, später eventuell mehr, ich wünsche mir ein Foto dazu.«

Ich setzte mich an jenem Oktoberabend an meinen Schreibtisch, schrieb per Hand einen Brief, legte mein Passfoto dazu und steckte alles in einen Umschlag. Nach dem nächsten Training ging ich abends zur Redaktion dieser Zeitung und warf den Brief mit gemischten Gefühlen ein.

Mein Bauchgefühl sagte mir einerseits, dass ich eine Antwort bekommen würde, während meine Ängste andererseits das Gegenteil erwarteten. »Du bist glatt auf eine Verarschung reingefallen«, hallte es irgendwo in meinem Kopf nach.

An einem Samstagabend im November kam ich mit meinem Vater vom Einkaufen und hatte mich gerade in mein Zimmer zurückgezogen, da klingelte das Telefon. Meine Schwester nahm im Erdgeschoss den Hörer ab und rief mich. Ich fragte, wer dran wäre, und sie sagte: »Da will dich eine Frau sprechen.« Ich erschrak, denn mir war klar, dass dies nur die Frau aus der Anzeige sein konnte. Ich ging im ersten Stock ans Telefon, nahm nervös den Hörer ab und meldete mich. »Hallo, hier ist die Elena«, sagte die Frau und ich war aufgeregt, wie ein aufgescheuchtes Huhn. Kaum zu glauben, aber wahr – sie meldete sich aufgrund meines Briefs.

Elena war Griechin und bezog gerade ihre neue Wohnung. Sie wohnte übergangsweise noch bei zwei Freunden und wollte die beiden gleich zum ersten Treffen mitbringen. Bei mir sah es so aus, dass ich wegen meiner Kontaktstörung und somit fehlender Vergleichsmöglichkeiten im Bezug auf soziale Situationen kaum Vorstellungen hatte, also war es mir recht.

Gleich drei Stunden später wollten wir uns in einem Café in Hamburg treffen. Ich sagte meinen Eltern, dass ich nach Hamburg fahren würde und schwang mich aufs Fahrrad, fuhr zur Bahnstation und von da aus nach Hamburg. Kurz vor dem vereinbarten Termin erschien ich am Treffpunkt.

Elena hatte gesagt, dass sie mollig sei. Ich ging zum vereinbarten Café und schaute von draußen hinein, um zu überprüfen, ob sich eine Frau darin befand, die so aussah, wie Elena sich beschrieben hatte. Doch ich konnte sie nicht entdecken, anscheinend war sie noch nicht da. In Räumen voll fremder Menschen fühlte ich mich alleine nicht wohl und so wartete ich lieber vor der Tür. Ich kuschelte mich an einen Zigarettenautomaten an der Wand des Cafés, während die nasskalte Novemberluft sich langsam durch meine Kleidung fraß.

Endlich sah ich eine füllige Silhouette in einem schwarzen Mantel den Gehweg entlangkommen. Die Schritte auf dem Asphalt hörten sich entschlossen und zielstrebig an und ich wusste, dass es nur Elena sein konnte, stellte mich beobachtend ins Halbdunkle und ließ sie herankommen.

Dann bemerkte sie mich und wir begrüßten uns. Gemeinsam gingen wir ins Café und bestellten unsere Getränke. Sie erzählte mir, seit sieben Jahren dauerhaft in Deutschland zu leben, denn vorher ging es zwischen beiden Ländern hin und her. Eine halbe Stunde hatten wir uns unterhalten, dann kamen ihre beiden Freunde dazu, bei denen sie gerade übergangsweise wohnte.

Beide arbeiteten als Sozialpädagogen und waren um die dreißig Jahre alt, der eine war Deutscher, der andere Grieche.

Elena hatte etwas sehr Spezielles an sich, das ich nicht einordnen konnte. Es war, als würde sie ein Geheimnis hüten. Aus sicherer Distanz achtete sie genau darauf, möglichst wenige Dinge von sich preiszugeben, was mich sehr an mein eigenes Verhalten erinnerte. Somit hatten wir eine Gemeinsamkeit. Mir war auch nicht ganz klar, wen oder was sie nun eigentlich suchte und das machte ihre Person umso geheimnisvoller.

Nach zwei Stunden wurde es für mich Zeit, aufzubrechen, denn ich musste die letzte Bahn erwischen. Ich verabschiedete mich abrupt und lief los, doch auch die anderen zahlten und kamen hinterher. Als die Bahn eingefahren war, stiegen wir alle zusammen ein. Elena war durch meinen plötzlichen Aufbruch irritiert. Sie hatte erwartet, dass ich ihr Getränk mitbezahle, doch so etwas kannte ich nicht.

»Sehen wir uns denn wieder«, fragte ich sie unsicher. »Warum nicht?«, sagte sie und lächelte mich reserviert an. In St. Pauli stieg das Trio aus, um noch über den Kiez zu gehen. Ich fuhr mit der letzten Bahn brav nach Hause.

Ich wollte endlich von jemandem »erkannt« und aus der »Isolationshaft« meines Elternhauses befreit werden. Wir telefonierten wieder und eine Woche später nahm ich eine Bohrmaschine meines Vaters mit und traf mich mit Elena und einem ihrer Freunde, um ihr bei der Renovierung ihrer neuen Wohnung zu helfen.

Hinterher kochte sie für uns Essen und ihr Freund ging anschließend nach Hause.

Wir kuschelten miteinander auf ihrem neuen Wandbett. Dieses plötzliche Gefühl von Nähe genoss ich unheimlich, anscheinend waren wir beide ausgehungert nach Liebe. Langsam kamen wir uns näher, aber nur bis an eine gewisse Grenze, die sie streng bewachte. Was verbarg sich dahinter? Ich konnte es vorerst nicht sagen.

Dann kam Weihnachten und ich lud meine Freundin am Heiligabend zu uns nach Hause ein. Es gab Rehbraten und meine Oma aus Nordrhein-Westfalen war angereist. Skeptisch beäugte sie meine Freundin und ein Jahr später sagte sie mir am Telefon, dass Elena nicht zu mir passen würde und ich mir eine andere suchen sollte. Von da an sprach ich nie wieder mit meiner Oma. Die Schaufel Sand, die sie als letzte Geste von mir noch erhielt, warf ich emotionslos auf ihren Sarg. Es war wie bei meinem Opa – ihr Tod berührte mich überhaupt nicht.

Nach jenem Weihnachtsfest war ich mit meinen Eltern einige Tage bei meiner Oma. Bei Elena hatte ich mich in dieser Zeit nicht gemeldet, doch als ich zwischen Weihnachten und Neujahr bei ihr anrief, um ihr mitzuteilen, dass ich wieder zurückgekommen sei, schnauzte sie mich böse an: »Du Penner, du Arschloch, warum hast du mich über die Feiertage verrecken lassen? Ich fühlte mich hier total einsam, du scheiß Deutscher!«
Ich verstand die Welt nicht mehr, denn so hatte ich sie nicht kennengelernt. Es erschütterte mich, von ihr so beleidigt zu werden, doch ich fühlte mich in der Situation hilflos. Ich klammerte mich an sie, als wäre sie das letzte Angebot, dass ich je bekommen würde. Aber sie war schnell wieder der liebenswerte, warmherzige Mensch, den ich inzwischen zu schätzen gelernt hatte.

Es kam Silvester und ich feierte mit ihr zusammen in ihrer neuen Wohnung. Hinterher übernachtete ich auch auf dem Sofa im Wohnzimmer bei ihr, während sie in ihrem Wandbett im Schlafzimmer schlief.
Sie bewachte »ihre Grenze« immer noch strickt. Ich versuchte, mich ihr zu nähern, doch sie sagte: »Was ist denn, wenn ich nicht so bin wie du denkst?« Ich verstand nicht, was sie damit meinte. Sie taufte mich »Lili«. Das hört sich wie ein Frauenname an, ist griechisch und bedeutet übersetzt »Blutkörperchen«.
Elena besaß ein riesengroßes Herz und eine unendliche Menschlichkeit. »In meinem Herzen ist ein kleines Schloss, darin wohnt Lili«, machte sie mir ein Liebesgeständnis. Doch dann ging es wegen einer belanglosen Kleinigkeit wieder los: »Penner, Arschloch, scheiß Deutscher!« Ich war sehr deprimiert, wenn sie die Beherrschung verlor und sie war es hinterher auch. Bei ihren beiden Freunden heulte sie sich darüber aus, dass sie mich so behandelte, doch anscheinend konnte sie nicht anders.
Hätte sie mir gesagt, dass sie eine nicht operierte Transsexuelle war und vor allen Dingen an einem Border-

linesyndrom litt, hätte ich ihr Benehmen wahrscheinlich besser verstehen können. Zudem hatte sie in der Annonce auch ein falsches Alter angegeben, denn sie war schon neunundzwanzig Jahre alt.

Als ich eines schönen Tages »merkte«, dass sie transsexuell war, war ich sehr enttäuscht: »Warum hast du es mir nicht gesagt«, fragte ich sie verbittert.

»Hast du es denn nicht geahnt?«, fragte sie mich.

»Einen Transvestiten habe ich kennengelernt«, sagte ich.

»Ich bin transsexuell, merk dir das«, schrie sie mich an.

Ich zog mich an und fuhr wie ein getretener Hund nach Hause.

Doch am nächsten Tag rief ihr griechischer Freund mich an und bot mir eine Aussprache zu dritt an. Ich stimmte ihm zu und wir trafen uns am Hauptbahnhof. Schon von weitem sah ich Elena an einem Bäckereistand stehen, wo sie wie ein ausgehungerter Wolf Kuchen aß, während der griechische Sozialpädagoge bei ihr stand und mir zuwinkte. Ich wollte ihr einen Begrüßungskuss geben, doch sie machte mich an: »Lass mich in Ruhe!«

Wir suchten uns in der Nähe ein Café. Doch als uns die Getränke gebracht wurden und wir gerade anfangen wollten zu reden, holte Elena ihren mitgebrachten Kuchen heraus und fing an, ihn mitten im Restaurant zu essen. Der Kellner sah das und warf uns sofort aus dem Haus. »Abfall deutscher Geschichte«, pöbelte sie ihn an. »Blöde Schlampe«, pöbelte er zurück. Sie packte ein Tablett voll mit Broten und warf es wütend auf den Kellner, der hinter einem Tisch in Deckung gehen musste. Ich floh mit dem griechischen Sozialpädagogen aus dem Café, während Elena schnell hinterher kam.

»Was machen wir jetzt?«, fragte ich sie. »Das kann ich euch sagen, ich geh jetzt zu Mc Donalds und fress mich da zu Tode«, zischte sie aggressiv. Machtlos folgten wir ihr und sahen dabei zu, wie sie sich im Schnellrestaurant eine Ladung Burger hineinstopfte. Meine Güte, wie konnte ein Mensch nur so viel auf einmal essen? Hinterher war sie wie ein zahmes Lamm, als ob das Essen wie eine beruhigende Droge auf sie gewirkt hätte.

Dann redeten wir über das eigentliche Problem. »Hätte ich geschrieben, dass ich transsexuell bin, wäre eh nur

Post von Leuten gekommen, die es nicht ernst mit mir meinen. Ich wollte es schon viel früher sagen, ehrlich, aber ich hatte deshalb auch enorme Ängste«, sagte sie, während ihre Augen dabei glasig wurden.

Egal, was sie mir an diesem Abend noch an Argumenten aufgezählt hätte, ich war schon viel zu sehr auf sie fixiert. Wenngleich sie auch nicht meinen anfänglichen Vorstellungen entsprach: Ich war ein offener Mensch, den gesellschaftliche Normen wenig interessierten. Ich hatte »meinen eigenen Kopf« und sehnte ich mich nach Liebe. Da ich vor Elenas »lieber« Seite keine Angst hatte, nahm ich sie als Freundin an, denn sie gab mir das Gefühl mich »erkannt« zu haben. Meinen Eltern erzählte ich aber nichts von ihrem »Geheimnis«!

Meine Schule beendete ich erfolgreich, wobei ich aufgrund der schlechten Mathenote eine »Ehrenrunde« drehen musste.

Im August 1993 flog ich mit meiner neuen Freundin erstmals in den Urlaub, wir hatten für vier Wochen ein Hotelzimmer in Alanya gebucht. Dieser Urlaub wurde zur ersten Bewährungsprobe für unsere Beziehung, denn in der ständigen Nähe traten unsere Macken deutlich hervor.

Ich stöhnte unter der enormen Hitze, war oft müde, langsam und vergesslich. Sie lebte beim mediterranen Flair richtig auf und war schon frühmorgens hellwach. Ich war ein Spätaufsteher und besonders im Urlaub ärgerte Elena sich sehr darüber. »Steh endlich auf, das Frühstück ist gleich vorbei.« Benommen taumelte ich zum Büffet und vergaß dabei oft die Wasserflasche im Zimmer. Meine Langsamkeit und Vergesslichkeit ließen sie zur Furie werden, weswegen sie mich wiederholt beschimpfte. Manchmal rastete sie aus, weil sie mit mir etwas besprechen wollte und ich mich dabei aber einfach umdrehte und wegging. Ich konnte eben mit meinen Gedanken nicht bei der Sache bleiben. Mehrfach verbarrikadierte ich mich deshalb im WC des Hotelzimmers und wartete, bis der Sturm vorbei war.

Wenn es gar nicht mehr anders möglich war, musste ich ihre Handgreiflichkeiten auch mit Gegenwehr beantworten. Hinterher war ich darüber sehr deprimiert, weil ich ihr damit Schmerzen zufügte, denn was ihr wehtat, tat auch mir weh. Elena war ein Mensch, der eine ganze Armee hätte führen können. Dieses heftige Energiebündel dauernd in meiner Nähe zu haben, war einfach zu viel für mich, war sie aber nicht da, vermisste ich sie schmerzlich.

Sie beteuerte in all den Jahren, mich nicht beschimpft zu haben, weil sie mich damit verletzen wollte, sondern nur, um mich wachzurütteln oder eine Reaktion von mir zu erzwingen. Doch ihr Verhalten zerstörte Stück für Stück mein Vertrauen zu ihr. Ich befand mich in der Zwickmühle, sie auf der einen Seite zu lieben und auf der anderen Seite von ihr verbal verletzt zu werden, sodass ich das Gefühl nicht loswurde, es würde ihr nur gut gehen, wenn der »Haussegen« schief hing. Wenn sie ihre »schwierigen fünf Minuten« bekam, war es jedenfalls immer so, als hätte sie mit einem Meißel ein Stück von unserer Beziehung abgeschlagen.

Trotzdem war der Urlaub, bis auf diese paar Kleinigkeiten, schön und als ich im Herbst nach Hamburg kam, musste ich mir Arbeit suchen.

Im Übrigen wusste ich immer noch nicht, was ich werden wollte. In dieser Hinsicht wartete ich auf ein »Zeichen des Himmels«.

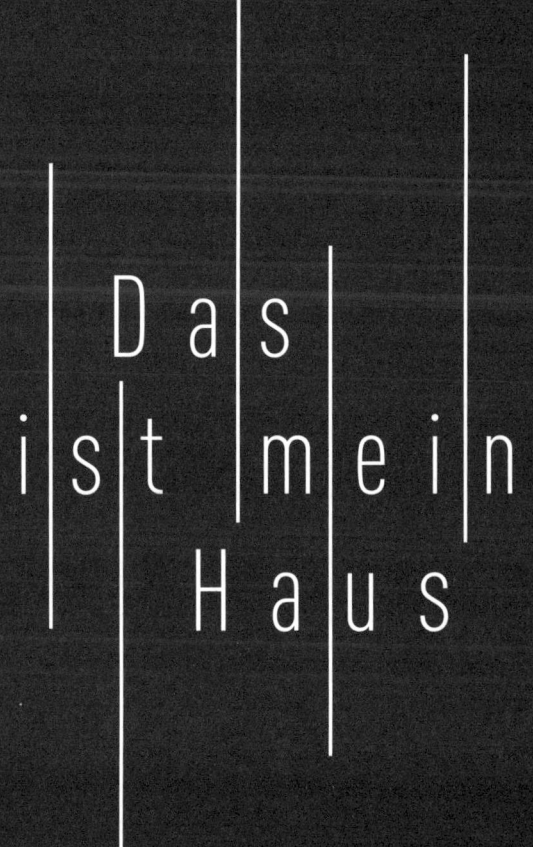

Das
ist mein
Haus

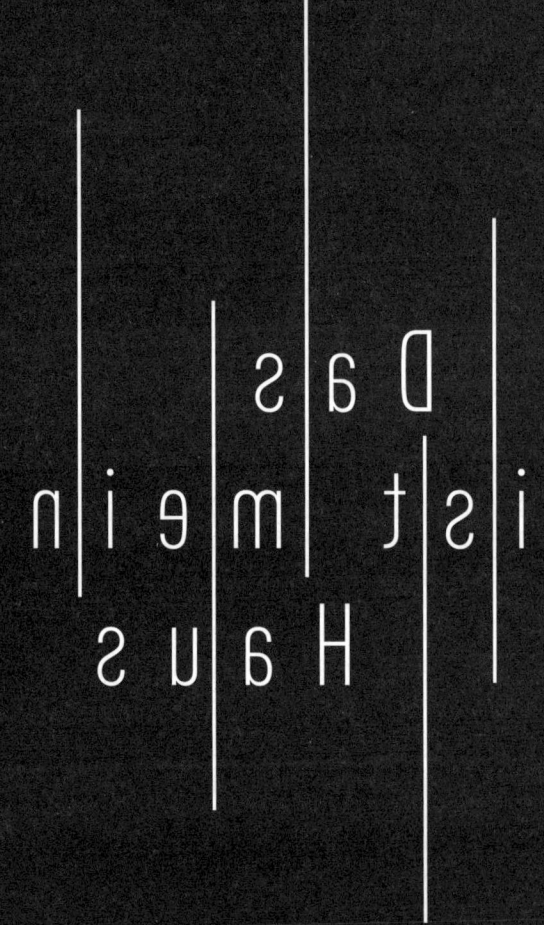

B eim Arbeitsamt durchforstete ich die Stellenange-
bote. Schließlich bekam ich eine Stelle als Telefo-
nist im Büro einer Speditionsfirma. Dem Chef hatte
ich mit meiner freundlichen, zuvorkommenden Art im-
poniert, außerdem hatte ich ja Grundkenntnisse in
wirtschaftlichen Fächern, was sich günstig auf seine
Entscheidung auswirkte. Ich sollte Anrufe durchstellen,
Akten sortieren und Briefe frankieren. Small Talk zwischen Kollegen gab mir absolut nichts, dieses alberne
Gerede über Mode, Stars und Balkonpflanzen war mir
zuwider. Zudem hatte ich kein »Teamgefühl«. Zusam-
menarbeit, die ebenfalls dort gefragt war, kannte ich
auch nicht. Ich hatte nur meinen eigenen Kram im Kopf
und war mit den Gedanken überall, nur nicht bei der
Arbeit.

Nach sechs Wochen kam der Chef mit einem Mal ins
Büro und fragte laut, welcher Idiot einen wichtigen
Brief nach New York falsch frankiert hatte, so dass dieser zurückgesendet worden war. Vor allen Kollegen
musste ich gestehen, der Übeltäter gewesen zu sein. Da
stellte der Chef eine Frau als Telefonistin ein, die eine
erfahrene Bürokraft war und bot mir ersatzweise eine
schlecht bezahlte Aushilfsstelle als »Aktenvernichter«
an. Ich fühlte mich von ihm degradiert, lehnte das Angebot freundlich ab und zog von dannen. Hinterher
kam der Ärger über den »Rausschmiss« jedoch fürchterlich in mir hoch.

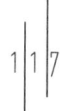

Dann erhielt ich wieder ein Schreiben von der Behörde,
in dem mir mitgeteilt wurde, dass ich mit dem Zivildienst beginnen sollte. Auch das noch! Ich schrieb zurück, dass ich nicht in der Lage sei den Zivildienst anzu-
treten. Zuerst wurde ich von einem praktischen Arzt
körperlich untersucht und dann sollte ich zu einem
Psychologen gehen. Als ich vor ihm saß, versuchte ich
ihm den Menschen vorzuspielen, der ich noch mit dreizehn oder vierzehn Jahren gewesen war; natürlich
übertrieb ich dabei richtig. Er glaubte mir und sagte
hinterher: »Ich werde Sie zur Ausmusterung vorschla-
gen.« Damit hatte ich es geschafft, mich dem Zivildienst
zu entziehen.

Ich wechselte die Branche und kam in eine Gemüsefirma, die Fertigsalate herstellte. In der Fabrikhalle war es kalt, feucht und laut. Ich stand mit vielen Menschen zusammen an einem Fließband, wo es hektisch zuging. Im Pausenraum war es ebenfalls ungemütlich und mitten im Winter, jeden Morgen um sieben Uhr, in diesem Laden anzutanzen und nie zu wissen, wann man Feierabend hatte, weil das in der Lebensmittelbranche angeblich normal war, empfand ich als eine Zumutung.

Mich unterordnen zu müssen, fand ich zum Kotzen und unter Stress gesetzt konnte ich noch schlechter mit anderen zusammenarbeiten.

Mit einem Mal hatte ich das Gefühl, dass die Atmosphäre in dieser Halle mein »Ich« bedrohen würde. Es fühlte sich an, als ob ich die vertraute Umgebung durch die Augen einer anderen Person wahrnehmen würde und meine Bewegungen waren wie ferngesteuert.

Als ich beim Saubermachen der Halle aus Versehen einen Plastikmüllbeutel zu viel wegwarf, der fast noch leer war, bemerkte das ein pedantischer Vorarbeiter, der mich lautstark zur Sau machte, weil so ein Beutel zwei Mark kostete. Was ich getan hatte, war für ihn ein Vergehen.

Meine Reaktion darauf war eine Krankmeldung, die vonseiten der Firma mit einem Schreiben beantwortet wurde, in dem man mir mitteilte, mich auf Kurzarbeit heruntergestuft zu haben, weil das Wetter angeblich schlecht war und nicht alle Mitarbeiter ausreichend beschäftigt werden konnten. Doch ich hatte schon eine neue Firma gefunden, ein Lagerhaus. Deshalb ging ich zur Gemüsefirma und bat um einen Auflösungsvertrag. Der Vorarbeiter war dabei und warf mir vor dem Chef jugendliche Unreife und Verantwortungslosigkeit vor. Da platzte mir der Kragen. Weil jeder dritte Satz, den dieser Mann von sich gab, mit dem Wort »Ich« begann, schrie ich: »Gehen Sie immer nur von sich aus?«

Da guckte er auf den Boden und sagte nichts mehr, denn ich hatte ihn durchschaut.

Der Chef sagte zu seinem Mitarbeiter: »Lassen Sie das doch, den ändern Sie nicht mehr.« Damit hatte er allerdings ein wahres Wort gesprochen, ich bekam meinen Auflösungsvertrag und ging zur nächsten Firma.

Drei Monate musste ich noch »durchhalten«, dann hatte ich Anspruch auf Arbeitslosengeld. Schon am dritten Morgen bekam ich in der neuen Firma einen Anschiss vom Chef, weil ich wiederholt erst drei Minuten nach sieben Uhr zur Arbeit erschienen war – verdammtes Frühaufstehen, ich hatte es ja noch nie gemocht. Zusätzlich sollte ich auch noch schwere körperliche Arbeit verrichten, denn in diesem Lagerhaus wurden hauptsächlich Teppiche gelagert, die zwischen zwanzig und siebzig Kilo wogen. Kam ein LKW, der entladen werden musste, wusste ich nie, wie viel Ware sich darauf befand. Überstunden waren normal. Auch beim Beladen der Anhänger lief mir der Schweiß nur so runter, aber wenigstens wurde ich dafür gut bezahlt.

Der Chef war ein cholerisches Monstrum, neben dem selbst mein Vater wie ein Waisenknabe wirkte. Hatte er schlechte Laune, krachte es mit einem Mal, dass ich nicht wusste, wie mir geschah. Eines Morgens sollte ich Plastikmüll entsorgen, war dabei erstens müde und zweitens wieder einmal unkonzentriert. Da stand der Chef mit einem Mal hinter mir und pöbelte mich an:

»Sag mal, merkst du noch was?«

Dann packte er den Müll und warf ihn eigenhändig auf den Abfallhaufen.

»So geht das, verfluchte Scheiße. Du arbeitest wie ein Idiot!«

»Ist ja gut«, flüsterte ich.

»Was hast du gesagt«, schrie er mir wie ein Bootcamp Instructor ins Gesicht.

»Nichts«, antwortete ich und guckte weg.

»Ist auch besser für dich, sonst kannst du hier sofort abzischen. Mach die Halle sauber aber dalli!«

Dann stampfte er wie eine qualmende Dampflok weg und verschwand im Büro. Ich hätte diesen »Hobbyterroristen« für seinen hinterhältigen Angriff eigenhändig einpökeln können. Nur wenige Jahre zuvor war auf diesem Fleckchen Erde noch eine duftende Blumenwiese gewesen, an die ich mich wehmütig erinnerte und nun meinte so eine »aufgeblasene Knalltüte«, mir genau hier Befehle erteilen zu müssen.

Als die Zeit gekommen war, ließ ich mich wegen eines erfundenen Rückenleidens von einem griechischen

Arzt krankschreiben, der in Hamburg eine Praxis hatte. Nach mehreren Wochen fuhr ich zur Firma und brachte meine Krankmeldung persönlich hin.

Der Chef holte mich ins Büro und machte mir klar, mich nicht mehr beschäftigen zu können, da mein Rückenproblem wohl nicht so schnell wegging. Ich gab ihm Recht und wir einigten uns irgendwie. Mit der Kündigung konnte ich zum Arbeitsamt gehen, wo ich von meinem angeblichen Rückenleiden nichts erzählte.

Dann flog ich mit Elena in einen vierwöchigen Urlaub auf die griechische Insel Kos. Als ich zurückkam, fuhren meine Eltern für eine Woche nach Dänemark und meine Schwester war eines Abends mit Freundinnen unterwegs, sodass ich sturmfreie Bude hatte.

Ich ging zur Garage, holte einen leeren Kanister, fuhr damit zur Tankstelle und füllte ihn dort randvoll mit Benzin. Zu Hause zog ich den Ninjaanzug an und fuhr mit dem Kanister nachts zu meiner ehemaligen Firma. Die Welt war schlecht und ich meinte den Auftrag gehabt zu haben, sie verbessern zu müssen.

Das Fahrrad versteckte ich in einem Knick, schlich aufs Firmengelände und goss das gesamte Benzin in den Abfallcontainer, der neben der Lagerhalle stand. Dann zündete ich ihn an und suchte schleunigst das Weite. Es dauerte keine zehn Minuten, bis Feuerwehr und Polizei vor Ort waren. Doch ich war schon über alle Berge und eilte schleunigst nach Hause. Schließlich konnte ich mich erst einmal entspannt zurücklehnen und mein Arbeitslosengeld genießen.

Damals hatte ich den Eindruck, dass das Arbeitsleben total verrückt war. Ich kaufte mir ein Teleskop und mehrere Mondbücher, die ich fleißig studierte. Eines klaren Abends ging ich erstmals mit dem Fernrohr in den Garten und richtete es auf unseren Erdtrabanten.

Als ich den Mond durch mein Fernrohr sah, verschlug es mir den Atem. Ich konnte deutlich eine richtige Kraterlandschaft erkennen. Ganz still und andächtig wurde ich bei diesem Anblick. Auf so einer unberührten Welt wollte ich mich am liebsten alleine befinden, ohne auf den Rest der Menschheit angewiesen zu sein.

Doch die Unruhe unseres Heimatplaneten ließ nicht lange auf sich warten. Sie trat in Form meines alkoholisierten Vaters auf, den es nun gehörig wurmte, dass sein Sohn zu Hause »rumhockte« und sich vom Staat bezahlen ließ. »Du hältst nie was durch, immer brichst du alles ab«, sagte er mir dauernd.

Ich hatte mich schon einige Zeit vorher an einer Massageschule beworben und dort einen Ersatzkandidatenplatz erhalten. Plötzlich war mir die Idee gekommen, Masseur werden zu wollen. Warum? Das konnte ich nicht sagen, mit einem Mal war es einfach an der Zeit dazu.

»Ein Ersatzkandidatenplatz – ist doch so gut, wie abgelehnt. Mach was Vernünftiges, nicht so einen Quatsch«, sagte er. Was mit »vernünftig« gemeint war, erklärte er mir nicht. Und meine Freundin war ihm auch schon lange ein Dorn im Auge. Zuerst hieß es immer, ich sollte mir eine Freundin suchen, dann war sie ihm auch nicht recht.

Gegen alles, was ich tun wollte, redete er ständig an und musste immer das letzte Wort haben. Zudem gab es zwischen mir und meinem Vater oft Streit wegen der vielen Telefonate, die ich mit Elena führte. Schließlich bekam ich gnädigerweise die Erlaubnis, einen eigenen Telefonanschluss in meinem Zimmer haben zu dürfen.

»Die passt nicht zu dir, das sagte auch deine Mutter, such dir endlich mal ein normales Mädchen«, motzte er. Dann rief er sie eines Abends hinter meinem Rücken an, während er alkoholisiert war. Er machte sie am Telefon zur Sau: »Lassen Sie unseren Sohn zufrieden, Sie passen nicht in unsere Familie, Sie üben einen schlechten Einfluss auf ihn aus.«

»Du deutsches Nazischwein«, schrie sie ihn an – da knallte er schockiert den Hörer auf.

Hinterher drohte er mir: »Deine Freundin hat mich gestern am Telefon beleidigt, solltest du sie noch länger treffen, schmeiß ich dich raus und zeig sie wegen Beleidigung an.«

Ich reagierte nicht darauf, denn ich kannte schon längst Elenas Gegendarstellung. Also zog ich mir einfach meine Straßenbekleidung an und fuhr direkt zu ihr.

»Dann fahr doch zu deiner Alten nach Hamburg«, pöbelte er mir noch nach, während ich schon aus der Haustür gegangen war.

Es war mit meinem Vater nicht mehr auszuhalten. Immer unkontrollierter und aggressiver reagierte er auf mich, indem er zum Beispiel auch nachts in mein Zimmer kam, das Licht anknipste und mich mit seiner ekeligen Alkoholfahne bedrängte, wenn ich schon schlief. Ich wollte ihn aus dem Zimmer werfen, aber er stellte sich trotzig in den Raum und schrie: »Das ist mein Haus, hier kann ich machen, was ich will.«

Es juckte mich immer mehr, ihm einfach »mitten in die Fresse« zu hauen. Vielleicht wartete er genau darauf, denn als er offenbar das Gefühl hatte, mich mit seinen Provokationen nicht ausreichend aus der Reserve locken zu können, wurde er beleidigend.

»Du benimmst dich wie eine soziale Schmeißfliege, dich dürfte man gar nicht unterstützen, du hast dich schon um Bund und Zivildienst geschlichen, geh endlich mal richtig arbeiten!«

»Scheiß Alkoholiker«, schrie ich ihn daraufhin an.

»Bin ich wegen dir geworden«, erwiderte er trocken.

Als er mich eines Abends beim Fernsehen wieder provozierte, erwiderte ich: »Du bist doch der Verlierer!«

Da sprang er auf und stellte sich grinsend vor die Wohnzimmertür, weil ich rausgehen wollte. Ich hatte vor, ihn zur Seite zu drängen, doch er schubste mich aggressiv zurück und baute sich mit erhobenen Fäusten vor mir auf. Ich tat gar nichts, sondern schrie meiner Mutter, die gerade in der Küche war, zu: »Hier steht ein Pädagoge vor mir, der mir gerade pädagogisch mit den Fäusten droht.« Als ich das sagte, ließ er seine lächerliche Deckung sinken.

»Das ist kein Pädagoge, sondern dein Vater«, schrie sie zurück.

»Dieser Arsch war nie mein Vater«, brüllte ich meinen Zorn raus.

»Das reicht jetzt«, schrie sie zurück.

Da stand sein Mund aber sperrangelweit auf.

»Du hast mich eben Vater Arsch genannt«, stellte er entsetzt fest und ließ mich aus dem Wohnzimmer gehen.

»Vater hab ich nicht gesagt«, dachte ich, sagte gar nichts und verschwand in mein Zimmer.

Insgesamt gab es im zweiten Halbjahr 1994 sehr viele Streitgespräche zwischen uns, von denen einige so ausuferten, wie ich es eben beschrieben habe.

Dann kam der Abend vor dem Tag, an dem ich meine Ausbildung zum Masseur beginnen konnte, natürlich unter Vorbehalt, denn es war ja ein Ersatzkandidatenplatz. Man wollte mich morgens telefonisch benachrichtigen, ob ich einen Platz erhalten hatte. Spannung lag in der Luft unseres Hauses.

Ich saß einmal wieder mit meinen Eltern in der Küche und diskutierte mit ihnen über das monatliche »Taschengeld«, das ich während meiner Ausbildung bekommen wollte. Es wurde hitzig zwischen uns, und diesmal besonders. Mein Vater klammerte sich während dieser Diskussion verzweifelt an seine Bierflasche und mit einem Mal kam auch das Thema Grundgebühren fürs Telefonieren zur Ansprache. Ich versuchte zu argumentieren, dass ich mein Telefon dazu brauchte, um mit meiner Freundin kommunizieren zu können. Als ich das äußerte, grinste mein Vater mich provokativ an und sagte ironisch: »Ein Telefon brauchst du nicht, ruf deine Freundin doch von der nächsten Telefonzelle aus an!«

Da verlor ich die Beherrschung und schüttete ihm ein volles Glas Wasser, das vor mir auf dem Tisch stand, mitten ins Gesicht.

»Du Wichser« zischte ich dabei hasserfüllt.

Zähneknirschend stand er auf und meinte zu meiner Mutter:»Sag meinem Sohn, er soll das Haus jetzt verlassen!«

Dann verschwand er im Wohnzimmer, wobei meine Mutter mich wegen meiner Überreaktion heftig ausschimpfte, bevor sie ins Schlafzimmer ging, um sich hinzulegen. Die Atmosphäre im Wohnzimmer glich nun der Gewitterluft eines F 5 Tornados. Eine Bierflasche nach der anderen wurde zischend geöffnet und geleert. Dem hatte ich es so richtig gezeigt. Ich war mir sicher, dass er jetzt wusste, wen er vor sich hatte: Nämlich den, der sich nichts mehr bieten lassen wollte.

Am selben Abend ging ich noch in den Keller, um mich zur Beruhigung ein bisschen aufs Ergometer zu setzen. Ich wollte gerade aufsteigen, da grollte es plötzlich hinter mir: »Du trainierst heute Abend nicht mehr!« Ich dachte, nicht richtig gehört zu haben und drehte mich um. Bumm! Was war das?

Mir war soeben, ohne Vorwarnung, einfach eine Schulter reingerammt worden. Ich wankte durch die Wucht dieses Angriffs, sodass ich mich am Ergometersattel festhalten musste, um nicht umzukippen.

Mein Vater stand vor mir, sein Gesicht war zu einer Fratze verzogen und Alkoholgeruch wehte mir entgegen. Ich konnte nicht anders und schmierte ihm für diesen Übergriff sofort eine satte Ohrfeige, die ihn aber wenig beeindruckte, denn er holte bereits zu einem rechten Schwinger zu meinem Kopf aus. Ich duckte mich und die Kelle flog über mich weg. Hätte das Ding mich getroffen, wäre ich zu Boden gegangen!

Ich war in einer regelrechten Angststarre. Mein Vater packte mit beiden Händen meinen Hals und drückte mit aller Kraft zu. Mir blieb die Luft weg, denn diese Hände hatten höllisch viel Kraft. Ich drückte panisch meine Daumen in seine Augen, er lockerte seinen Würgegriff für einen Augenblick und erhielt dann die Tracht Prügel seines Lebens von mir.

Ich feuerte eine klatschende Salve von Faustschlägen in sein aufgedunsenes Gesicht ab. Er taumelte zurück, dann packte ich seinen Kopf, wobei ich mehrmals schreiend mein Knie in seine Schnute rammte, während ich dabei einen »Tunnelblick« hatte.

Als er sich blutüberströmt an einer Wand abstützte, verpasste ich ihm noch mehrere Fußtritte.

Dann spürte ich plötzlich »wieder da zu sein« und hörte, dass meine Mutter schreiend aus dem ersten Stock gerannt kam. Ich zog panisch meine Straßenkleidung an und schrie, dass sie die Polizei rufen sollte. »Nein, bitte keine Polizei«, schluchzte sie. Meine Schwester war nicht zu Hause gewesen. Wie gut, dass sie dieses Theater nicht miterleben musste. Dann öffnete ich die Haustür und lief ins Freie.

»Hau bloß ab«, schrie mein Vater noch hinter mir her. Ich versuchte Elena von einer Telefonzelle aus anzurufen, aber sie hatte den Apparat wohl abgestellt. Dann ging ich durch die kalte Nacht zu einem Bekannten meiner Eltern, der im Nachbarort wohnte.

Es war ein Uhr nachts, als ich bei ihm klingelte und er mir schlaftrunken die Tür öffnete. »Wie siehst du denn aus?«, fragte er mich erschrocken, denn meine Hände sowie die weiße Jogginghose, die ich noch trug, waren voller Blut; außerdem hatte ich Würgemale am Hals. Ich erzählte ihm was passiert war und er ließ mich betroffen bei sich auf dem Gästebett übernachten.

Am nächsten Tag rief ich zu Hause an und meine Mutter berichtete mir entsetzt, wie schlimm ich meinen Vater zugerichtet hatte. Er fuhr zur Behandlung zu einer Heilpraktikerin, die mit meiner Mutter befreundet war. Unserem Hausarzt erzählen zu müssen, dass sein eigener Sohn ihm diese Verletzungen beigebracht hatte, war wohl undenkbar für ihn. Mein Vater war nun mal ein Mensch, dem es sehr wichtig war, nach außen den Schein einer »perfekt funktionierenden« Familie zu hinterlassen.

Als ich zurückkam und meinen Vater in der Küche sitzen sah, erkannte ich ihn wirklich nicht wieder, denn sein Gesicht war völlig zugeschwollen.

»Ich kann jetzt nicht mit dir reden, du siehst ja, wie du mich zugerichtet hast«, sagte er. Diese projizierende, uneinsichtige Art reichte mir endgültig.

»Du hättest noch mehr verdient«, dachte ich, ließ ihn kommentarlos in der Küche sitzen und ich ging in mein Zimmer.

Nach der Schlägerei war er längere Zeit arbeitsunfähig, bis man nichts mehr von seinen Blessuren sah. Ich wohnte danach immer noch eineinhalb Jahre im Haus und er behandelte mich nie wieder so, wie er es vorher getan hatte. Ich erinnere mich an einen Satz, den er mir mehrere Male sagte, als ich noch Kind war: »Du wirst mich eines Tages verprügeln und dann aus dem Haus gehen.« Ich glaube heute, er wünschte sich, dass es eines Tages so kommt.

Den Platz in der Massageschule hatte ich wohl nicht erhalten, denn sonst hätte man mich auf meinen Anrufbeantworter darüber benachrichtigt. Da war aber nichts.

Plötzlich klingelte mein Telefon und Elena war dran, ich wollte ihr erzählen, was passiert war, doch sie war völlig aus dem Häuschen und spielte mir das Tonband ihres Anrufbeantworters vor. Ich hörte eine Stimme: »Wir haben eine Nachricht für Herrn Nordmann. Herzlichen Glückwunsch, Sie sind an unserer Massageschule aufgenommen worden, bitte kommen Sie morgen um acht Uhr her.«

Erst da erinnerte ich mich, dass ich auch Elenas Nummer beim Sekretariat der Schule hinterlassen hatte. Eine ungeheure Spannung wich von mir und ich heulte vor Freude, denn von nun an sollte ein neues Kapitel in meinem Leben beginnen.

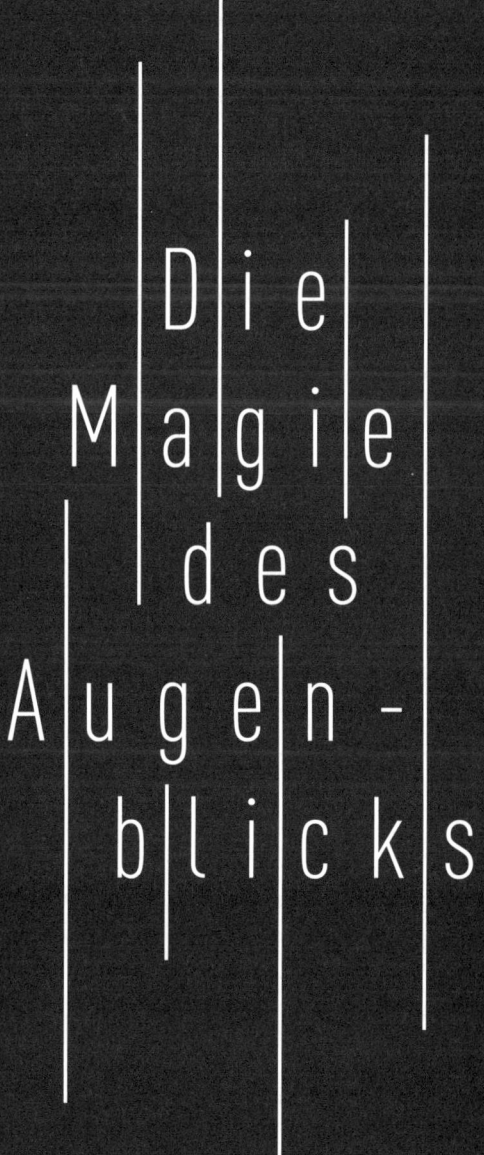

Die Magie des Augenblicks

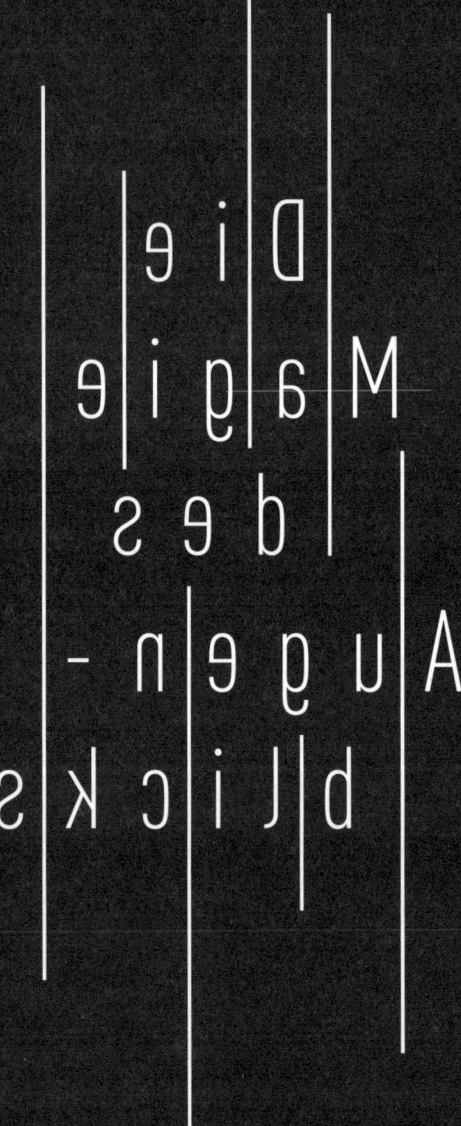

Die Magie des Augenblicks

Hatte ich erwähnt, dass ich Regeln nicht mochte und sowieso kein Frühaufsteher war? Das neue Kapitel meines Lebens brachte mir, oberflächlich betrachtet, Abwechslung und rettete mich vor manchen Unannehmlichkeiten, doch nach einiger Zeit kamen meine alten Verhaltensmuster wieder zum Vorschein.

An dieser Schule wurde penibel darauf geachtet, dass ab acht Uhr kein Schüler mehr nachträglich in den begonnenen Unterricht ging. Kam ich nur drei Minuten zu spät, durfte ich eine Unterrichtseinheit abwarten und bekam sie in Form einer Fehlstunde eingetragen. Hatten sich acht Fehlstunden angesammelt, ergab das einen Fehltag, wenn man von denen dann vierzig Stück zusammen hatte, musste man die Schule verlassen. Ich kam oft zu spät, denn die frühmorgendliche, lange Fahrt mit der Bahn nach Hamburg sowie das Gefühl, mich verpflichtet zu haben, schlauchten mich ganz schön. Manchmal übernachtete ich aus diesem Grund bei Elena, denn der Weg war dadurch kürzer und ich konnte länger schlafen.

Elena wünschte sich durch die Beziehung mit mir Normalität, konnte aber aufgrund ihrer fehlenden Voraussetzungen keine normale Beziehung mit mir führen, denn sie war unter traumatischen Bedingungen aufgewachsen. Emotionale Vernachlässigung, sexueller Missbrauch und häusliche Gewalt gehörten zu diesen prägenden Erfahrungen ihrer Kindheit. Ihre unberechenbaren Launen mit Essanfällen und Aggressionen sowie depressiven Episoden waren die Folgen eines schweren Kinderlebens. Richtete sich diese destruktive Energie nun gegen mich und wir befanden uns in ihrer Wohnung, musste ich diese manchmal fluchtartig verlassen und nach Hause fahren, wo mein Vater mich inzwischen zumindest in Frieden ließ.

Egal wie ruhig und gelassen ich in solchen Momenten zu bleiben versuchte, sie machte so lange weiter, bis sie mich aus meiner Wohlfühlzone gerissen und ich ihren Angriffen nichts mehr entgegenzusetzen hatte. Am nächsten Tag schien sie wieder »normal« zu sein und ich hatte den Stress vom Vortag verdrängt. Ich gab ihr eine neue Chance, die sie aber nicht nutzte und andauernd wiederholte sich dasselbe Verhaltensmuster zwischen uns: Wir stießen uns gegenseitig ab und fühlten uns wieder voneinander angezogen.

»Willst du mein Baby sein«, fragte mich Elena einmal in einem schönen Moment. »Ja, Mutti«, sagte ich da, woraus sich die Konstellation zwischen uns erkennen lässt.

Doch bei aller Mütterlichkeit und Kindlichkeit, die wir miteinander auslebten, lief es auf der sexuellen Ebene gar nicht gut. Genau diese Urbedürfnisse, die wir mit unserer Zweisamkeit vorrangig stillten, hinderten uns daran das Gegenüber als ein sexuelles Wesen wahrzunehmen. Verdammt noch mal, ich wollte aber endlich meinen Sex haben! Mir war klar, dass ich ihn außerhalb meiner Beziehung suchen musste. Ich stellte mir allerdings die Frage, wie ich das mit meiner Kontaktstörung bewerkstelligen sollte.

An »normale« Frauen traute ich mich nicht ran, denn ich vermutete, dass die sowieso nur schwanger werden wollten, um hinterher Alimente zu fordern.

Aber ich wusste auch, dass transsexuelle Frauen mich mochten, denn ich hatte Elena schon ein paar Mal in Apartments begleitet, in denen sie illegal arbeitenden Transsexuellen Hormone verkaufte. Diese ungewöhnlichen Personen gierten mich aus Neid manches Mal an, weil ich Elenas Partner war, was nicht nur Elena merkte, sondern auch ich. Außerdem war ich nicht unattraktiv, auch wenn mir das Bewusstsein dafür damals noch weitgehend fehlte. Und so hoffte ich, keine Bedrohung erwarten zu müssen, wenn ich mich ihnen nähern würde. Elena betonte immer, wie sehr viele Transsexuelle darauf Wert legen würden, ihre Weiblichkeit auszuleben, da sie diesem Ideal nacheiferten. Wie lautete noch gleich ein passendes Sprichwort? »Schuster, bleib bei deinen Leisten.«

Doch ich merkte schnell: Beim Gedanken an sexuelle Hingabe schwitzte ich unter den Armen und wurde innerlich unruhig. Heute ist mir der Grund dafür klar, denn Sex hat ja nun mal immer etwas mit Grenzüberschreitung zu tun; wenngleich auch auf einer angenehmen Ebene. Grenzüberschreitungen haben schon in meiner frühen Kindheit stattgefunden, waren aber niemals angenehm für mich. Vor diesem Hintergrund konnte ich Sex unbewusst nur als Bedrohung empfinden.

Schließlich holte ich mir die aktuelle Ausgabe einer Hamburger Tageszeitung, in der Prostituierte regelmäßig ihre Dienste anboten, suchte mir eine passende Adresse heraus und fuhr eines Nachmittags nach der Schule dorthin.

Die Gegend war heruntergekommen und der Gehsteig wurde durch Hundekot und Papierabfall »verziert«. Die Farbe der Haustür des Gebäudes war abgeblättert. Die Klingelknöpfe fehlten teilweise und die Schilder an den Klingeln waren mit Buntstiften bekritzelt. Ich drückte die nur angelehnte Tür auf und betrat den düsteren Hausflur, es roch muffig und nach scharfen Gewürzen. Nervös drückte ich auf den Klingelknopf an der Wohnungstür. Es näherten sich Schritte, die Tür öffnete sich einen Spalt weit und süßer Parfümgeruch schlug mir entgegen, während rehbraune Augen mich ausgiebig prüften.

Hui, wer war denn das? Doch nicht etwa Lara Croft persönlich? Fast hatte ich bei dieser Überfrau nämlich genau diesen Eindruck. Sie ließ mich herein und führte mich in ein Zimmer. Da war ein großes Bett auf dem ein Badetuch lag, daneben stand ein Tisch auf dem Kondome in einer Schale lagen und daneben ein Dildo mit Gleitgel. Düsteres UV-Licht spendete ein wenig Helligkeit und ein eigenwilliger Geruch aus muffigem Hausschwamm, süßem Frauenparfüm und exotischen Gewürzen lag in der Luft dieses Zimmer. Es war eine andere Welt, die ich soeben betreten hatte, was mich noch mehr verunsicherte.

Ich setzte mich in einen Sessel, der in einer Ecke des Raums stand und sie setzte sich aufs Bett, während sie dabei die Beine übereinander schlug. Sie fragte mich, was ich machen wollte und ich antwortete ihr, dass ich das nicht wüsste, weil ich mich von der »Magie des Augenblicks« überraschen lassen wolle. Hinter dieser Bemerkung steckte meine tiefe Unsicherheit. Natürlich ließ ich es nicht aus, ihr zu erzählen, dass meine Freundin transsexuell war und ich solche Frauen auf jeden

Fall immer bevorzugen würde, was nicht einmal gelogen war. Sie war sichtlich geschmeichelt und ich merkte, dass sie mich mochte. Wir handelten dreißig Mark aus und dann zog ich mich aus, während sie schon nackt war.

Meine Güte, hatte die vielleicht einen »Zauberstab«, was meine Sexualangst glatt noch verstärkte, sodass meine Männlichkeit mich total im Stich ließ. Da ich ihr gegenüber geäußert hatte, mich von der »Magie des Augenblicks« überraschen lassen zu wollen und sie keine Probleme im Bezug auf ihr Stehvermögen hatte, fragte sie mich, ob sie mich mit ihrem Zauberstab »magisch verzaubern« sollte.

Mein »Ich« schien sich in diesem Moment total aufzulösen, weil meine Sexualangst mir einen Strich durch die Rechnung machte, ich zugleich auf die erotische Nähe zu einem anderen Menschen aber auf keinen Fall verzichten wollte. Also gab ich ihr zögerlich meine Einwilligung.

Verflucht noch mal, hat das wehgetan. Warum musste die mit dem Gleitgel nur so sparsam umgehen? Mein Hintern brannte wie ein Feuerreifen, durch den man im Zirkus mit dem Motorrad springt. Hinterher hatte ich mein Männlichkeitsgefühl verloren, weil ich fürchtete, nun schwul geworden zu sein, da ich mich ihr »willenlos« hingegeben hatte. Wenigstens hatte sie ein Kondom dabei benutzt, doch was war, wenn das Kondom nun einen Riss gehabt hatte? Und was war, wenn sie HIV hatte?

Besorgt ging ich nach dieser seelischen Selbstgeißelung zu einem Arzt und ließ mich auf HIV testen, doch der Test fiel negativ aus. Aber konnte ich dem Test wirklich trauen? Ich suchte einen zweiten Arzt auf und wurde auch dort getestet, auch dieser Test fiel negativ aus. Erst da hatte ich halbwegs die beruhigende Gewissheit, mich nicht mit einer tödlichen Seuche infiziert zu haben.

Zudem verfolgten mich schlimme Gewissensbisse wegen meines sexuellen »Fehlverhaltens«. Fortan sah ich in weiteren Puffbesuchen keinen Sinn mehr, da ich auf der einen Seite Angst hatte wieder als männlicher Versager dazustehen und auf der anderen Seite um mein schönes Geld bangte, das mir für solche sinnlosen Aktionen einfach zu schade war.

Ein
Thailän-
der
kommt
selten
allein

Ein
Thailän-
der
kommt
selten
allein

ch stand auf dem Sandberg und guckte in die Weite, die sich vor mir auftat. Der Himmel am Horizont färbte sich zuerst grau, dann erkannte ich dort dunkle Wolkenberge, die sich im Zeitraffer zusammenbrauten und auf unseren Ort zurollten. Ich lief vom Sandberg, um vor der drohenden Gefahr am Himmel zu fliehen. So schnell es ging wollte ich nach Hause und dazu musste ich den Parkplatz überqueren. Mitten auf dem Parkplatz saß plötzlich Papst Johannes Paul II und lächelte mich an.

»Ihre Religion kann mir nicht helfen«, sagte ich zu ihm. Er erwiderte gelassen: »Du hast recht, mein Sohn!«

Doch ich hatte keine Zeit mich länger mit ihm zu unterhalten, denn ich musste fliehen. Mit einem Mal merkte ich, dass ich keine Haustürschlüssel mehr hatte und schlug mit meinen Fäusten gegen die verschlossene Tür meines Elternhauses. Ich hoffte, dass mir geöffnet würde, doch niemand kam mir zur Hilfe. Die Wolken waren fast über mir und reichten bis zu den Hausdächern hinunter, während sie dabei drohend verwirbelten, dann hörte ich einen Engelchor herabsingen: »Gleich kommt der Tod – gleich kommt der Tod!«

Ich wachte schweißgebadet auf und ging einige Tage später zu meiner Mutter, um ihr meinen Entschluss mitzuteilen: »Mutti, ich will ausziehen!«

Der geeignete Zeitpunkt dafür war einfach gekommen und wieder entschied ich mich rein intuitiv, was sich jedoch durch verschiedene Träume angekündigt hatte. Über eine Mitwohnzentrale, meine Eltern übernahmen die Vermittlungsgebühr, fand ich ein WG-Zimmer bei einer Frau in Hamburg, die mit ihrem Freund zusammenlebte. Ich schloss mit ihr einen Untermietvertrag ab und meine Eltern halfen mir beim Umzug. Viele Möbel aus meinem Kinderzimmer nahm ich nicht mit, alles passte in einen Kleintransporter. Wir fuhren alles in einer Tour nach Hamburg, luden die Sachen aus und trugen sie in den dritten Stock des Hauses, in dem ich nun wohnte.

Es war ein sonderbares Gefühl, als sich meine Eltern an diesem Abend von mir verabschiedeten und wegfuhren. Auf der einen Seite war es sehr erleichternd für mich, sie nicht mehr sehen zu müssen, auf der anderen Seite fühlte es sich merkwürdig an, meine gesamten Habseligkeiten in einer fremden Wohnung stehen zu haben. Alles musste ich nun selbst erledigen: meine Lebensmittel kaufen, meine Wäsche waschen und meine Angelegenheiten regeln. Mein Vater wollte die Miete für mich bis zum Bestehen der Prüfung zum Masseur übernehmen, danach begann mein voll bezahltes Anerkennungspraktikum in einem Krankenhaus. Der Platz war mir bereits sicher und ich hatte ihn mir selbst gesucht.

Da ich mit Elena nach dem Abschluss an der Schule nach Malaysia fliegen wollte, diese Reisezeit sich aber um fünf Tage mit dem Beginn des Praktikums überschnitt, fragte ich im Personalbüro des Krankenhauses nach, ob ich im voraus Urlaub haben konnte.

Diesen Wunsch wollte man mir aber nicht erfüllen, was ich jedoch ignorieren musste, denn die Reise hatten wir bereits gebucht. Dann brauchte ich eben eine aussagekräftige Entschuldigung für meinen verspäteten Dienstantritt.

Die Abschlussprüfung stand unmittelbar bevor und im Januar sollte sie zu Ende sein. Ich musste ständig büffeln, was ich aber nur in dreißigminütigen Phasen schaffte, zwischen denen ich Ruhepausen einlegte, denn für längere Lernphasen reichte meine Konzentration nicht aus. Gleichzeitig ließ ich mich von einem Schulkollegen abfragen, um das Erlernte besser behalten zu können, womit ich auch schon immer gewisse Schwierigkeiten hatte.

Nach der schriftlichen Prüfung sollte, nach einer Pause von drei Wochen, die praktische und die mündliche Prüfung stattfinden.

Nachdem ich alle Prüfungen bestanden hatte, flog ich mit Elena nach Malaysia auf die Insel Langkawi. Der Flug nach Malaysia dauerte, mit einem Zwischenstopp in Arabien, vierzehn Stunden. So lange habe ich noch nie in einem Flugzeug gesessen. Da wir »nur Flug« gebucht hatten, suchten wir uns nach der Landung auf Langkawi ein geeignetes Hotel aus und wurden an einem bekannten Strand der Insel fündig, der sich Pantai

Cenang nannte. In diesem Ort mieteten wir uns ein günstiges Zimmer.

Dann lernte Elena in einem benachbarten Restaurant indonesische Ladyboys kennen, mit denen wir gemeinsam zu einem kleinen Strand auf der anderen Seite der Insel fuhren, wo nur Urwald war. Elena war eben, im Gegensatz zu mir, sehr kontaktfreudig. Ohne sie wäre ich nie dazu in der Lage gewesen, so viele Leute kennenzulernen und so viel herumzukommen.

Schnell wurde es uns auf dieser Insel aber zu langweilig und schließlich fragte mich Elena, ob wir nicht nach Patong fahren wollten. Patong war ein Ort auf der Insel Phuket, die zu Thailand gehörte, etliche Kilometer von Langkawi entfernt. Elena war früher einmal alleine nach Phuket geflogen und hatte dort Transsexuelle kennengelernt, die im Simon Cabaret arbeiteten, einem Theater in Patong. Ich stimmte Elenas Vorschlag zu und wir fuhren nach Phuket.

Es ging zuerst zur Nachbarinsel Penang, dafür nahmen wir eine Fähre, von da aus fuhr uns ein kleines Boot zum thailändischen Festland. Schließlich landeten wir in der nahegelegenen Stadt Satun, übernachteten dort und fuhren am nächsten Tag mit einen Linienbus nach Phuket.

Patong fand ich widerlich, denn es war laut, hektisch und prostitutionsverseucht. Ich fühlte mich von Anfang an dort nicht sehr wohl, wobei ich es andererseits auch genoss, das »Theater« in den zahlreich vertretenen Open-Air-Bars still und heimlich zu beobachten. Auch das Simon Cabaret besuchten wir zweimal und ich kam in den Genuss der Shows, die dort gezeigt wurden.

Eines Nachmittags hatten wir ein paar Einkäufe gemacht und wollten zu unserem Hotel zurückfahren, das sich auf einer Anhöhe hinter dem Ort befand. Dafür nahmen wir uns ein Tuk-Tuk: das waren kleine, rote Taxis, die überall umherfuhren.

Beim Hotel angekommen, verlangte der Fahrer plötzlich viel mehr Geld von uns, als wir vorher mit ihm verabredet hatten. Elena konnte sich einmal wieder nicht beherrschen und warf ihm das abgezählte Geld wütend um die Ohren, was ich nicht mitbekam, weil ich schon vorausgegangen war. Der Taxifahrer schrie aggressiv auf, machte den Wagen aus, kam hinter uns her und schubste Elena, was ich wiederum sah.

Das reichte mir – wusste er denn nicht, wen er gerade vor sich hatte? Meiner Rolle als Beschützer musste ich unbedingt gerecht werden und ich schmierte dem Kerl eine saftige Ohrfeige, die ihn bestimmt auf magische Art und Weise umfallen ließ und alle Probleme auf einmal löste.

Aber so war es nicht, denn der Kerl ging wütend mit Schienbeintritten auf mich los und ich verharrte in einer Art Schreckstarre, denn mit solcher Gegenwehr hatte ich nicht gerechnet. Es genügte eben nicht, mir etwas zu wünschen, das durch äußere Einflüsse geschah, ich musste aktiv werden, was mir in dem Moment nicht mehr möglich war.

Das Hotelpersonal ging dazwischen und die Polizei wurde gerufen. Diese schlichtete den Streit und gab dem Thailänder Recht, wir mussten das von ihm nachgeforderte Geld rausrücken. Als er wegging, sah er mich böse an und sagte auf Thai zu mir: »Dich krieg ich noch, dich mach ich fertig!«

Das Hotelpersonal erzählte uns das und war besorgt. »They can kill you«, warnte der Manager uns und er meinte das ernst. Ich drängte Elena, dass wir uns sofort aus dem Staub machen und am besten nach Malaysia zurückfahren sollten. Ein äußerst ungutes Gefühl beschlich mich, denn ich wusste sofort, dass ich diesen Mann noch mal zu Gesicht bekommen würde. Ich teilte Elena meine Befürchtungen mit, aber sie sagte: »Was du immer hast, denk doch nicht so paranoid, die Polizei war da, der traut sich nicht, uns noch mal anzugreifen.«

Drei Abende danach besuchten wir die Diskothek »Banana«, die sich damals an der Promenadenstraße des Orts befand. Um drei Uhr in der Nacht verließen wir den Laden mit zahlreichen Discobesuchern. Vor der Disco standen Tuk-Tuks und nahmen betrunkene Fahrgäste auf, plötzlich lief Elena aus irgendeinem Grund, den sie mir bis heute nicht nennen kann, einfach von mir weg. Ich lief blöd hinter ihr her und mein Bauchgefühl schlug wild Alarm, doch es war zu spät, ich fing mir eine

Faust gegen den Hinterkopf ein und drehte mich gerade noch rechtzeitig um, sodass ich dem zweiten Schlag ausweichen konnte. Der besagte Taxifahrer ging auf mich los und trat dabei wieder kräftig zu, ich schlug panisch zurück und traf ihn mit zwei wuchtigen Faustschlägen mitten auf der Nase. Er taumelte zurück und fiel hin, dann merkte ich mit einem Mal, dass irgendwas nicht stimmte.

»Lasst ihn in Ruhe«, hörte ich Elena wie durch Watte schreien. Ich kam zu mir und merkte, dass ich bäuchlings auf dem Asphalt lag. Blut tropfte von meinem Kopf und aus meiner Nase. Um mich herum standen Touristen, die das Dilemma mitbekommen hatten. Seine Kollegen waren ihm zur Hilfe geeilt und Elena sagte später schockiert, dass ich von mehreren Thailändern gleichzeitig attackiert worden sei. Dann kam ich ins Krankenhaus, an meinem Kopf mussten einige Platzwunden genäht werden und außerdem waren mir Zähne abgebrochen, mein Gesicht war zudem völlig zugeschwollen. Der Taxifahrer konnte einige Stunden nach dem Überfall auf mich verhaftet werden, weil Elena sich das Kennzeichen seines Fahrzeugs schon beim ersten Zwischenfall gemerkt hatte.

Am nächsten Tag wurden wir zur Polizeistation von Patong gerufen. Ich hatte nicht geschlafen und sah fürchterlich aus. Der Chef der Taxiorganisation war auch da sowie ein unhöflicher Franzose, der als Dolmetscher zwischen uns und den Polizisten fungieren sollte.

Man bot uns einen viel zu kleinen Geldbetrag als Schmerzensgeld an, damit wir endlich Ruhe gaben, doch das nahmen wir so nicht hin, denn wir wollten, dass der Thailänder für sein Verhalten vor den Haftrichter kam.

»Dann müsst ihr auch in Thailand bleiben und solange warten, bis sein Prozess beginnt, was Monate dauern kann«, drohte der muffelige Franzose uns, aber wir blieben stur. Wir wurden auf dem Revier festgehalten und mussten unsere Aussage ständig wiederholen. Wahrscheinlich versuchte man, uns damit kleinzukriegen, doch wir gaben nicht nach.

Irgendwann am selben Abend meinte ein genervter Polizist, dass wir zum Hotel zurückgehen sollten. Wir fragten ihn, ob wir unsere Pässe, die noch in einem anderen Raum lagen, zurückhaben durften. Er sagte: »Ja, holt sie euch.« Ich nahm die Papiere an mich. Später gab ich Elena auf der Straße ihren Pass zurück. Nicht auszudenken, was gewesen wäre, wenn sie uns unsere Papiere einfach nicht zurückgegeben hätten.

Am nächsten Morgen klopfte es an der Tür unseres Zimmers und draußen stand der Franzose. Er verkündete uns mit ernster Mine, dass gegen den Thailänder Haftbefehl erlassen wurde und wir deswegen auch im Lande bleiben müssten. Eine halbe Stunde später erwartete er uns auf der Wache.

Als er weggefahren war, schnappten wir uns unsere bereits gepackten Koffer, gingen zum Hotelmanager und drückten ihm ein paar Geldscheine in die Hand. Einige Minuten später hielt ein Wagen vor dem Hotel, der von einem Angestellten des Hauses gefahren wurde. In diesen Wagen stiegen wir mit unseren Koffern ein und ließen uns schnellstens zum Busbahnhof von Phuket fahren. Wenig später saßen wir im Bus und verließen Phuket damit fluchtartig.

Am Abend dieses Tages kamen wir völlig erschöpft in Hat Yai an, übernachteten dort und fuhren am nächsten Tag nach Satun, von wo aus wir über Penang eine Fähre nach Langkawi nahmen. Wir mieteten uns ein Zimmer im selben Hotel bei Pantai Cenang und atmeten erst einmal tief durch. Nach acht Tagen flogen wir nach Hamburg zurück und als wir Thailand überquerten, streckte ich genüsslich einen imaginären Stinkefinger zum Flugzeugfenster raus.

In Deutschland trafen wir frühmorgens ein, um halb acht fuhr ich zum Krankenhaus, in dem ich fünf Tage zu spät mein Praktikum antrat. Deswegen drückte man mir im Personalbüro auch gleich eine Kündigung in die Hand mit der Begründung, dass ich mich über einen ausdrücklichen Beschluss des Hauses hinweggesetzt hätte, da mein im voraus beantragter Urlaub mir nicht gestattet worden sei, ich ihn mir aber wohl trotzdem genommen hatte. Da machte ich den Leiter der Massageabteilung auf meine Verletzungen aufmerksam, die unübersehbar waren und entschuldigte mein Spätkommen damit, dass ich im Urlaub überfallen worden und deswegen in ein Krankenhaus gekommen sei, was zu einer Verzögerung meiner Rückkehr nach Deutschland führte. Ich versicherte ihm, dass ich andernfalls pünktlich erschienen wäre, er besprach die Sachlage mit dem leitenden Oberarzt. Schließlich nahmen sie die Kündigung zurück, weil sie einsahen, dass ich wohl die Wahrheit sagte.

Ich ließ mir in der Unfallabteilung des Hauses sofort die Fäden ziehen und arbeitet am gleichen Tag voll durch. Nach sechzehn Uhr hatte ich Schluss, wankte nach Hause, legte mich in mein Zimmer und schlief sofort ein. Zehn Tage später hatte ich den Jetlag überstanden.

Ich erzähle die Geschichte so ausführlich, weil ich glaube, dass alles in dieser Welt einen Sinn ergibt. Hätte man mich nicht zusammengeschlagen, wäre letzten Endes die Kündigung nicht zurückgenommen worden. Im Zusammenhang damit hätte ich meine Berufsbezeichnung nicht führen können, für deren Erhalt ich das Praktikum nun einmal absolvieren musste. Und hätte ich die Reise nicht angetreten, wäre mir vielleicht nie bewusst geworden, wie sehr ich durch Elenas Verhalten in Schwierigkeiten geraten konnte. Genau das war mir hinterher nämlich klar und führte dazu, dass ich endgültig beschloss, mir eine neue Freundin zu suchen.

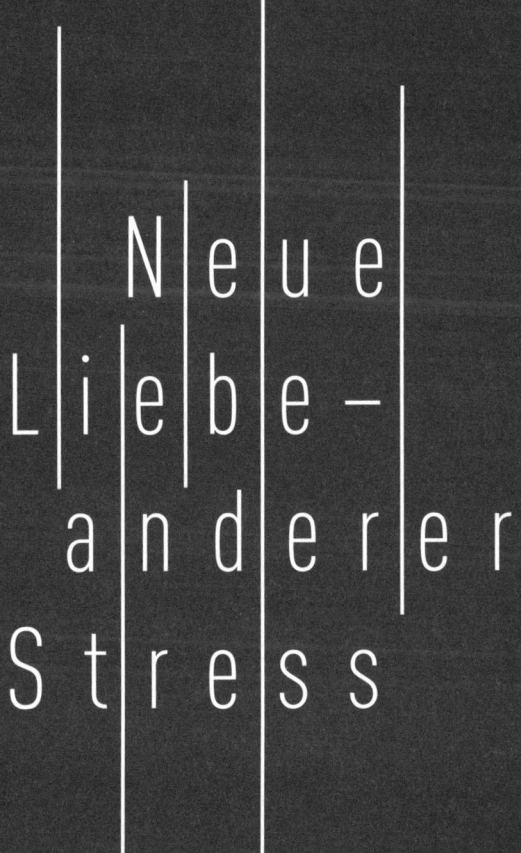

Neue
Liebe –
anderer
Stress

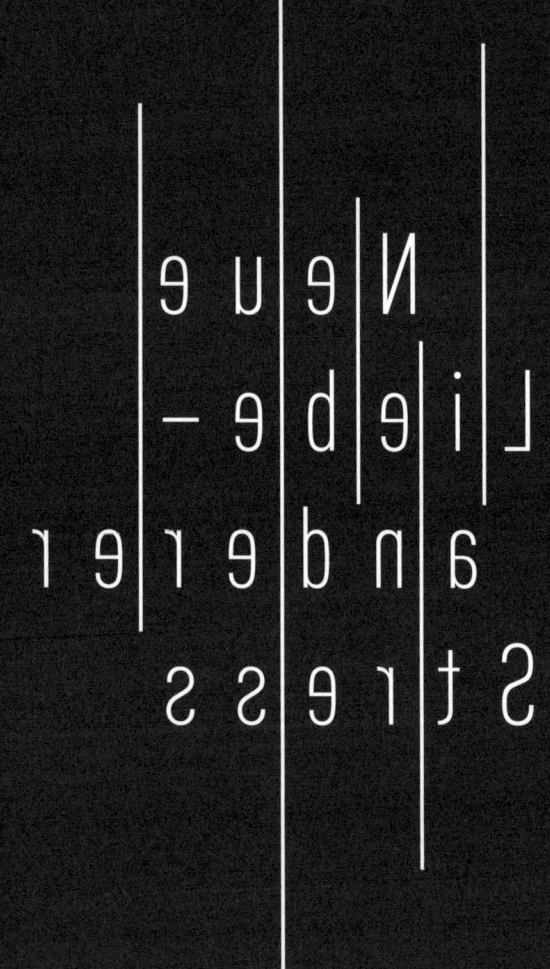

Neue
Liebe-
anderer
Stress

Die Schuld an meinem »Untergang« in Thailand gab ich meinem Escrimalehrer und kündigte den Vertrag in seiner Sportschule. Axel und Heiko hatten sich inzwischen ebenfalls von ihm getrennt und ihre eigene Schule eröffnet. Ich nahm Kontakt zu Axel auf und trainierte fortan nur noch bei ihm.

»Ein guter Ringer ist einem guten Boxer überlegen, weil der Ringer darauf programmiert ist, seinen Gegner sofort zu Boden zu bringen.« Dieser Satz, den mein Escrimalehrer einmal gesagt hatte, war mir wärmstens in Erinnerung geblieben. Ich entschloss mich deshalb, im Alter von 24 Jahren dazu, zusätzlich Ringen zu erlernen, da ich rundherum gegen jede Art von Angriffen gewappnet sein musste.

Was mir in Thailand passiert war, sollte sich nicht wiederholen. Ich meldete mich bei einem Hamburger Ringerverein an und trainierte von da an zwei verschiedene Kampfsportarten. Ringen war übrigens das Härteste, was ich je gemacht habe. Allein die körperliche Anstrengung ist dabei enorm, denn der Gegner klebt einem die ganze Zeit auf der Pelle. Zudem ist ein Kampf erst dann beendet, wenn der Verlierer mit seinem Rücken vollständig auf dem Mattenboden liegt, während weitere Anwesende diese Unterlegenheit sehen können. Schon der Gedanke daran erweckte starkes Unbehagen und in den ersten Jahren, in denen ich auf die Matte ging, schwitzte ich vorm Training sehr stark und beim Gedanken, der Unterlegene sein zu können, durchlitt ich Höllenqualen.

Außerdem wird beim Ringen unabgesprochen geübt. Jederzeit kann der Gegner sich Dinge ausdenken, um einem das Leben schwer zu machen, was meine Angst vor dem Training noch zusätzlich anheizte. Doch ich wollte unbesiegbar werden, was eben der entscheidende Antrieb war, der mich Woche für Woche zum Ringkampftraining trieb und mir über die Angst hinweghalf. An Wettkämpfen nahm ich nie teil, denn davor hatte ich eben doch zuviel Angst, die ich mir jedoch nicht eingestand.

Eines Abends saß ich mit meiner Mitbewohnerin in der Küche unserer WG und berichtete ihr über die Beziehungsprobleme, die ich mit Elena hatte. Dass Elena transsexuell war, hatte ich ihr bereits anvertraut. Was meine Eltern erst viel später wussten, sagte ich ihr sofort. Meine Mitbewohnerin, die Kosmetikerin war, hatte durchaus ein offenes Ohr für mich. Sie meinte schließlich, auch eine transsexuelle Arbeitskollegin zu haben, die von den Männern nicht besonders gut behandelt wurde.

»Ein sehr hübsches und gepflegtes Mädchen, schade wie man mit ihr umgegangen ist, denn ihr letzter Typ hat sie auch wieder voll verarscht«, erzählte sie mir. Das überraschte mich und ließ mich aufhorchen, neugierig nahm ich all meinen Mut zusammen und kreuzte eines nachmittags unverhofft in dem Kosmetikstudio auf, in dem ihre Kollegin alleine arbeitete.

Nachdem ich einen Augenblick im Verkaufsbereich des Ladens gewartet hatte, kam aus der Behandlungskabine eine dunkelhaarige, junge Frau und begrüßte mich freundlich. Es war Johanna, die transsexuelle Kollegin, von der meine Mitbewohnerin mir erzählt hatte.

Johanna war so alt wie ich und erinnerte mich von ihrer Erscheinung her an Coco Zamis, die Lebensgefährtin des Dämonenkillers Dorian Hunter.

Johanna war dunkelhaarig, hatte blaue Augen, war sehr schlank und einfach nur eine Augenweide. Ich stellte mich ihr vor, da wir wohl ohnehin verkuppelt werden sollten, ahnte sie auch, wer ich war. Meine Mitbewohnerin hatte es nicht versäumt, ihr auch von mir zu erzählen. Wir setzten uns im Studio an einen Tisch, tranken eine Tasse Tee und unterhielten uns. Ich guckte bei diesem Gespräch fast ständig auf den Fußboden, wie mir Johanna später einmal erzählte.

Nach einiger Zeit kam ihr nächster Kunde und ich fragte sie noch, ob wir uns treffen wollten. Sie sagte mir einfach so zu. Meine Güte, da war ich aber baff! Gleich drei Tage später wollten wir uns am Samstagabend, nach ihrer Arbeit, treffen.

Als ich am verabredeten Abend den Laden betrat, traute ich meinen Augen kaum, als ich sie sah. Mit einer solchen Schönheit war ich noch nie unterwegs gewesen und mit meinen unpassenden Schlabberklamotten sah ich daneben nicht gerade chic aus. Doch das störte sie wohl nicht. Wir gingen in ein bekanntes Café, bestellten uns etwas zu trinken und führten unsere Unterhaltung aus dem Kosmetikladen fort.

Johannas Vater war Kroate, hatte in der Fremdenlegion gedient und war sogar in Indochina gewesen, wo die Legion bekannterweise den schlimmsten Schlag ihrer Geschichte einstecken musste. Durch diese Erfahrungen erlitt er eine chronische posttraumatische Störung. Ihre Mutter war Dänin, den Vater hatte sie in Kopenhagen kennengelernt, wo er sich damals kurzzeitig aufhielt. Johanna hatte zwei Brüder, beide waren schwul.

Während unserer Unterhaltung rückten wir immer enger zusammen und irgendwann saß Johanna schon halb auf meinem Schoß. Dann beschlossen wir, in ein nahegelegenes Kino zu gehen, auf dem Weg dahin packte Johanna mich mit einem Mal und küsste mich. »Au ha«, ging es mir durch den Kopf, »es gibt wohl doch noch weibliche Wesen, die den Mut haben, einen Anfang zu machen.« Ermutigt durch ihr Signal, mich näher kennenlernen zu wollen, setzte ich die Knutscherei im Kino fort. Vom Film bekamen wir kaum was mit. Später fuhr sie zu sich nach Hause.

Sie wohnte noch bei ihren Eltern, ihre Brüder waren schon ausgezogen. Einige Tage später trafen wir uns wieder an ihrem Arbeitsplatz und setzten das fort, was im Kino nicht ging.

Nachdem die letzte Kundin gegangen war, schloss sie den Laden ab und wir zogen uns gegenseitig in der Kosmetikkabine aus.

Ich hatte bei ihr seltsamerweise überhaupt nicht diese Sexualangst, die mich in anderen Situationen sonst befiel. Endlich bekam ich mal meinen Sex. Meine Güte, wie lange hatte ich mich danach nur gesehnt – und dann noch mit solch einer Schönheit – es schien wirklich eine ausgleichende Gerechtigkeit auf der Welt zu geben. Wir hatten oft Sex miteinander, manchmal auch mehrmals pro Tag.

So gut wie in dieser Zeit, hatte ich mich vorher noch nie gefühlt. Wenn ich mich so daran erinnere scheint es mir, als wenn wir damit etwas nachholten, was wir in unserer Teenagerzeit nicht ausleben konnten. Wir gingen sogar ein paar Mal ins Stundenhotel, das am Steindamm beim Hauptbahnhof lag. Ein schönes Paar waren wir, wie wir eng umschlungen auf dem geräumigen Bett in einem dieser Zimmer lagen und uns nach dem Sex in dem riesigen Deckenspiegel betrachteten, der über uns hing. Mir fiel dabei nicht einmal auf, dass sie noch männliche Geschlechtsorgane hatte, denn sie strahlte einfach aus, eine Frau zu sein.

Johanna sagte mir erst vor kurzem, dass ich im Grunde auch ihr erster Freund war. Alle Männer, die sie vorher kennengelernt hatte, waren Schaumschläger oder Eintagsfliegen. Ich hatte jedenfalls das Gefühl, da angekommen zu sein, wo ich hinwollte. Dieser Mensch passte sehr gut zu mir – und zwar viel besser, als Elena. Genau an diesem Punkt drückte mir der Schuh immer mehr, denn das bedeutete, dass ich mit Elena Schluss machen musste, weil es sich nun mal nicht gehörte, zwei Freundinnen zu haben.

Bald war Pfingsten und ich sollte erstmals bei Johannas Familie zum Kaffeetrinken erscheinen. Ihre Familie kannte mich noch nicht und alle waren schon neugierig, mich kennenzulernen.

Beim Gedanken, mit Elena Schluss machen zu müssen, hatte ich einen dicken Kloß im Hals, denn sie war der erste Mensch auf dieser Welt, der dazu fähig gewesen war, mir Wärme zu schenken. Wenn es etwas gab, das ich nie gewollt hätte, war es, ihr wehtun zu müssen. Aber ich wusste, dass ich daran nicht vorbeikommen würde.

Als ich Pfingsten bei Elena war und plötzlich irgendwohin musste, um noch einen Bekannten zu treffen, fing sie an zu fluchen und mich zu beschimpfen. Das war nichts Ungewöhnliches bei ihr, aber da musste ich ihr schweren Herzens gestehen, eine neue Freundin gefunden zu haben und offenbarte ihr, dass es mit uns vorbei war.

Elena setzte sich hin, wurde ganz still und hatte dabei glasige Augen. Das war einer der fürchterlichsten Augenblicke meines Leben, denn ich konnte ihren Schmerz in dem Moment so fühlen, als ob es meiner wäre. Aber es gab kein Zurück mehr für mich – ich zog mich an und verließ einfach ihre Wohnung. Das zusammengebrochene, heulende Häufchen Mensch dabei hinter zurückzulassen, war eine der schwersten Entscheidungen, die ich in meinem Leben jemals fällen musste. Ich fühlte mich, als ob ich meiner Mutter für immer Lebewohl hätte sagen müssen. Wäre es meine leibliche Mutter gewesen, dann hätte diese Trennung wahrscheinlich nicht solch einen Eindruck bei mir hinterlassen, was wohl das Schlimmste an der ganzen Sache war.

Ich war nicht sehr gut drauf, als ich bei Johannas Eltern ankam, um ihre Familie kennenzulernen, doch das merkte mir niemand an. Ich bewältigte diesen Tag gut, die darauffolgende Nacht verbrachte ich bei Johanna im Zimmer und konnte nicht schlafen, weil ich an Elena denken musste. Eine Woche später telefonierte ich mit ihr und fühlte wieder deutlich dieses unsichtbare Band, das zwischen uns war. Trotz meiner neuen Beziehung wollte es einfach nicht zerreißen und letztendlich schaffte ich es nicht, mich vollständig von Elena zu lösen. Die Gefühle, die ich für sie empfand, waren einfach zu stark. Ich klebte an ihr wie ein Gänseküken, das in Gegenwart eines fremden Tieres auf die Welt gekommen war und diesem nun hinterherlief, obwohl die leibliche Mutter eine ganz andere war. Ich hielt von diesem Zeitpunkt an lediglich einen größeren räumlichen und emotionalen Abstand zu ihr ein, um dadurch meine Nerven zu schonen.

Johanna wollte mir einerseits nichts verbieten, war andererseits aber auch nicht glücklich darüber, dass ich meine Ex immer noch traf, manchmal bei ihr übernachtete und mit ihr in den Urlaub flog. Doch ich versicherte Johanna, mit Elena kein sexuelles, sondern ein rein platonisches Verhältnis zu haben. Johanna war ein Mensch, der mir immer viel Freiraum und Entscheidungsspielraum schenkte. Ich spaltete meine Liebe sozusagen auf und gab sie zwei Menschen, so viel hatte ich davon!

Fortan ging ich mit Johanna in ihre neue Stammdiskothek, es war ein »Schwulenladen« nahe dem Hauptbahnhof, der sich Pit nannte. Johanna ging nicht gerne in gewöhnliche Diskotheken, weil sie Angst hatte, dass man sie in solchen Läden wegen ihrer Transsexualität beleidigen würde, was schon vorgekommen war. Das Pit sollte für einige Jahre unsere Stammdisco bleiben, die Musik war dort ja auch wirklich heiß – die Typen übrigens auch: Besonders auf mich!

Das verunsicherte mich so sehr, dass ich meinte, etwas dagegen tun zu müssen. Es gab da diesen dunkelblauen Anzug, den mein erster Privatpatient, den ich während meines Praktikums im Krankenhaus kennenlernte, mir geschenkt hatte, weil er ihm zu eng geworden war. Mir passte er schon, nur die altmodischen Schulterpolster mussten raus. Den zog ich mir, nebst einem weißen Hemd, an und band mir dazu eine gestreifte Krawatte um. Dann setzte ich mir noch eine Sonnenbrille auf und zog mir schwarze Lackschuhe an. In diesem Outfit erschien ich mit Johanna in unserer neuen Stammdiskothek.

Die anderen Gäste waren völlig verunsichert, weil sie meine Augen nicht sehen konnten. Außerdem war bis dahin noch kein Mensch auf die Idee gekommen, mit einem Anzug im Pit aufzutauchen, da das Publikum dort luftige Kleidung bevorzugte. So verschaffte mir mein Kleidungsstil zusätzlichen Abstand. Ich stand in einer Ecke der Diskothek und beobachtete mit starrem Gesichtsausdruck den gesamten Laden, während ich dabei mein Weizenbier trank. Es baggerte mich absolut niemand mehr an und ich genoss obendrein die ausgeflippte Rolle, die ich mit dieser Verkleidung spielte.

Bald bestand ich sogar darauf mit Johanna samstags ins Pit zu gehen, weil ich dann meine Rolle als »Mister Oberrätselhaft« wieder einmal heraushängen lassen konnte. Das spöttische Gemunkel über mich interessierte mich nicht, denn zu denen wollte ich sowieso nicht gehören. Ich gehörte nur zu mir.

Meine neue Sonnenbrille sollte mir aber noch bei einer ganz anderen Sache behilflich sein, es erwartete mich nämlich eine ernsthafte Bewährungsprobe. Sie trat in Form eines aggressiven Stalkers auf, der Johanna regelmäßig im Laden heimsuchte. Es handelte sich um den

Kneipenschläger Matze, einen unliebsamen Zeitgenossen, der überall Ärger suchte und Prügeleien provozierte. Seine Angewohnheit, Johanna Besuche abzustatten, störte nicht nur mich, denn er war nicht bereit, den Laden zu verlassen, wenn er von Johanna darum gebeten wurde; er störte den Geschäftsablauf und pöbelte schließlich auch Kunden an. Zur Krönung klaute er sogar dreihundert Mark aus der Geschäftskasse.

Da Johanna Angst hatte seinetwegen die Polizei einzuschalten, weil sie die leidige Erfahrung hatte machen müssen, dass sogar ein polizeilicher Ermittler sie als Mann beleidigt hatte, dachte Matze wohl, freie Bahn zu haben.

Voller Zorn wollte ich Johanna unbedingt beschützen und beschloss, »diesem Stinkstiefel eine zu ballern«, wenn er wieder auftauchen würde. »Ich warne dich, der haut sofort zu«, sagte Johanna. In der Tat war Matze mit Vorsicht zu genießen. Wir hatten es mit einem großen, durch körperliche Arbeit gestählten Mann zu tun, der sehr drahtig war. Sein Erscheinungsbild war ungepflegt und wenn er fies grinste, kamen mehrere Zahnlücken unter seinem »Thomas-Magnum-Schnauzer« zum Vorschein. Er war oft angetrunken und offenbar ständig aggressiv.

Eines Samstags klingelte in der Mittagszeit das Telefon, Johanna war am Apparat und sehr aufgeregt: »Matze steht vor der Ladentür. Ich hab vorher schon abgeschlossen, weil er sich telefonisch angekündigt hat, aber in zwanzig Minuten muss ich meinen Kunden rauslassen, was soll ich tun?«

Ich zog mir Jeansklamotten und dazu die Springerstiefel aus der Zeit meines Punkertrips an, dann setzte ich mir die Sonnenbrille auf, die mich wie eine Barriere gegen den bösen Blick meines Gegners schützen sollte und steckte einen stählernen Teleskopstock in meine Gesäßtasche. So eilte ich zum Laden.

Schon von Weitem sah ich Matze genervt vor dem Laden stehen und beobachtete ihn aus sicherer Entfernung. Schließlich öffnete Johanna die Ladentür, um ihren Kunden gehen zu lassen. »Scheiß Schwuchtel!«, pöbelte Matze den Mann lautstark von der Seite an und verschwand dann im Geschäft.

Als ich den Laden betrat, saß er auf einem Stuhl und schaute Johanna provokativ an, die seinetwegen gerade mit ihrer Chefin telefonierte. Da er mir den Rücken dabei zuwandte, tippte ich ihm von hinten auf die Schulter, und er schielte mich mit seinem irren Blick überrascht an.

»Was willst du hier?«, fragte ich ihn kühl, um mein Spielchen mit ihm zu eröffnen. Meine Knie waren dabei so weich wie Butter, auch wenn man mir das wohl nicht anmerkte.

»Ist doch scheißegal, willst mich nu' weghau'n oder was?«, schrie er mich an. Ich schwieg unter größter Anspannung, da schoss er auch schon aus seinem Stuhl hoch und baute sich vor mir auf.

»Dann hau ich dich jetzt eben weg. Na los, nimm die scheiß Sonnenbrille ab«, pöbelte er los und grinste dabei verrückt. Mir war bewusst, dass ich sofort handeln musste. Panisch prügelte ich mit meinem stählernen Teleskopstock auf den Kneipenschläger ein. Wie von einem Wespenschwarm gejagt, rannte er aus dem Laden und stand plötzlich zehn Meter weiter auf dem Gehsteig, wo er sich hastig auf Verwundungen untersuchte. Er vermutete wohl, mit einem Messer angegriffen worden zu sein, weil der Stock beim Auseinanderfahren ein metallenes Geräusch erzeugte und außerdem verchromt war.

»Verpiss dich«, schrie ich ihn aus Leibeskräften an und hoffte, dass er genau das tun würde.

»Jetzt ruf ich die Bullen«, knurrte er und zog von dannen. Meine Verrücktenrolle hatte funktioniert, denn der verjagte Kneipenschläger verschwand in einer Straßenunterführung und kam nie wieder und die Polizei holte er selbstverständlich auch nicht.

Später rief er Johanna noch einmal an und meinte, mich irgendwann zu kriegen. Er hielt mich für einen Neonazi und hatte sich angeblich schon in der entsprechenden Szene nach mir erkundigt. Doch es erfolgten keine weiteren Anrufe mehr.

Nach diesem Vorfall holte ich Johanna öfter im Laden ab und brachte sie bis in die Nähe ihres Wohnorts, der im Hamburger Randgebiet war. Nicht weit entfernt fand übrigens auch das Training mit Axel und Heiko statt und wir fuhren deshalb mit der Bahn manchmal denselben Weg und stiegen an derselben Station aus.

Diese Gegend wurde zur damaligen Zeit von einer Jugendgang heimgesucht, die schon wegen allerlei Straftaten aufgefallen war. Dieser »unproduktive Sauhaufen« streunte öfter in der Nähe der Bahnstation herum, wobei Johanna von diesen Möchtegerngangstern schon attackiert wurde.

Sie hatten sie als »Transi« und »Schwuchtel« beschimpft, sowie mehrmals bespuckt. Die sollten mich richtig kennenlernen, denn wenn mich schon in der Vergangenheit niemand beschützt hatte, so wollte ich wenigstens Menschen helfen, die meinen Schutz benötigten. Mit anderen Worten: Ich meinte, den Auftrag zu haben, die Jugendlichen spüren zu lassen, dass ihr Verhalten in dieser Welt keinen Platz hat.

Eines Tages fuhren wir wieder gemeinsam in dieselbe Richtung, ich hatte meine Sporttasche mit der Trainingskleidung sowie mehreren Kunststoffstöcken dabei. Als ich mit Johanna ausstieg, ließ ich sie extra vorausgehen, damit man nicht erkannte, dass ich zu ihr gehörte.

Kaum hatte sie das Bahnhofsgebäude verlassen, hörte ich es schon über die Straße hallen: »Transi!«

Ich kam aus dem Gebäude und sah einen jungen Mann in einer blauen Jacke, im Vorbeigehen grinste er Johanna an und rotzte ihr direkt vor die Füße. Er war relativ groß und kräftig.

Johanna schrie: »Das Arschloch mit der blauen Jacke hat das gesagt!«

Es gab kein Zurück mehr für mich, ich ging schnurstracks auf ihn zu, warf meine Tasche dabei auf den Boden und verpasste ihm mit der flachen Hand einen Stoß vor die Brust; dabei zischte ich wütend: »Du hast eben meine Freundin beleidigt!«

Mit verdrehten Augen riss der Jugendliche sich die Jacke vom Körper, um auf mich loszugehen.

Da bekam ich mal wieder Panik. Mit aller Kraft trat ich ihm in seine Kronjuwelen und prügelte ihn mit blanken Fäusten vor mir her, dass er wohl das Gefühl haben musste, von zwei Leuten gleichzeitig malträtiert zu werden. Als er nur noch wehrlos hin und her taumelte, ließ ich von ihm ab und er wankte weg, um sich benommen auf eine Parkbank zu setzen.

»Ich hab doch gar nichts gemacht«, hörte ich ihn jammern, während mehrere seiner Kollegen aus dem Hintergrund kamen und mindestens einer von ihnen wohl ein Messer dabei hatte, denn er versteckte einen Gegenstand in seiner rechten Hand, die er hinter dem Rücken hielt. Ich griff in meine Sporttasche, zog einen der schweren Kunststoffstöcke raus und baute mich damit vor den Jugendlichen auf. »Verpisst euch, ich bin Fremdenlegionär«, knurrte ich sie an, und sie hielten sofort angemessenen Abstand zu mir ein.

Johanna stieg währenddessen in ein Taxi und fuhr weg, so wie wir es vorher auch abgesprochen hatten, damit sie sicher »aus der Schusslinie« kam. In Anbetracht der Übermacht schulterte ich schnell meine Tasche und entfernte mich zügig vom Ort des Geschehens, denn länger hätte ich es da nun nicht mehr ausgehalten.

Als ich beim Training ankam, erzählte ich Axel, was sich kurz vorher ereignet hatte. »Geil, das ist genau meine Welt«, applaudierte er begeistert und meinte, dass diese Terrorkids ihn auch schon auf unliebsame Art und Weise kennengelernt hatten. Nach dem Training fuhr ich mit Axel in seinem weinroten Pontiac zum Bahnhof und tatsächlich hielten sich die Jugendlichen da auch noch auf. Als sie Axel und mich sahen, bekamen sie riesengroße Augen.

»Hey, warum hast du mich geschlagen?«, fragte mich der Typ mit der blauen Jacke. Er hatte eine total verbeulte Schnute, fast tat er mir deswegen ein bisschen leid.

»Ihr wisst, wer ich bin«, pöbelte Axel die Jugendlichen unfreundlich an, die lieber nichts mehr sagten. Dann deutete er auf mich und sagte: »Das ist mein Schüler und wenn ihr noch mal Stress mit ihm anfangt, dann fliegt ihr nächstes Mal sofort aufs Bahngleis, hab ich mich da verständlich ausgedrückt?«

Der Typ mit der blauen Jacke war wohl ihr Anführer, denn er antwortete: »Nein, wir machen nichts, außerdem hat er mir schon ein paar echt gute Dinger reingeballert.«

»Und meine Freundin lasst ihr auch in Ruhe«, gab ich meinen Senf noch dazu. Dann fuhr ich mit dem Bus zu Johanna und übernachtete bei ihr. Die Jugendlichen ließen sie zukünftig zufrieden. Übrigens erzählte mir Axel vor kurzem, dass der Typ mit der blauen Jacke zu einem berüchtigten Sexualstraftäter wurde, der vor einiger Zeit an einer Überdosis Rauschgift starb.

Im Sommer 1997 beendete ich erfolgreich mein Anerkennungspraktikum. Man hat sich bestimmt in diesem Krankenhaus, in dem ich auch auf die Welt kam, noch länger an mich erinnert, was nicht nur an den Umständen lag, unter denen ich mein Praktikum begann. Ich erschien immer erst um Punkt acht Uhr abgehetzt in der Abteilung, manchmal aber auch durchaus später und ich wollte mich nicht am monatlichen Beitrag für die Kaffeekasse beteiligen, weil ich dieses ekelige Gesöff nicht ausstehen konnte. Die Leiterin der physikalischen Therapie ignorierte das natürlich und knöpfte mir den Betrag trotzdem ab, da ich ihrer Meinung nach zum Team gehörte.

Von wegen Team! Das sah ich ganz anders, denn einige Physiotherapeuten mobbten nämlich gerne andere Kolleginnen, darunter auch eine junge Praktikantin, die deshalb einen Nervenzusammenbruch erlitt. Sie stießen ihr öfter verbal die Ellenbogen in die Seiten. Wo war das denn bitteschön ein Team? Zu so einem Haufen wollte ich nicht gehören!

Die Physiotherapeuten und Masseure trafen sich regelmäßig im Aufenthaltsraum der Abteilung, um dort ausgedehnte Mittagspausen, mit anschließenden Kaffeekränzchen, abzuhalten. Mich sah man bei diesen Sitzungen fast nie, denn ich ging mittags alleine in die Kantine und hinterher sofort auf die Stationen, wo ich meine Patienten in ihren Krankenzimmern behandelte. Und wenn ich mal dabei war, schwieg ich nur oder las Zeitung.

Ich hatte viel Freiraum bei diesem Praktikum, was einem Menschen wie mir sehr entgegen kam. Am letzten Arbeitstag verabschiedete ich mich bei den meisten Mitarbeitern nicht einmal, unter anderem deshalb, weil die Leitung der Abteilung Physikalische Therapie in meinen Augen eine fürchterlich unsensible Person war, der ich dadurch zeigen wollte, was ich von ihr hielt. Sie war bei mir einfach »unten durch«, wie ein Großteil des restlichen Haufens übrigens auch.

Da ich ein halbes Jahr durchgehend gearbeitet, aber noch keinen neuen Job gefunden hatte, ging ich wieder zum Arbeitsamt und forderte dort Unterstützung für mich an. Dann flog ich mit Elena im Spätsommer nach Malta. Im Januar 1998 vermittelte mich das Arbeitsamt an eine kleine Massagepraxis, in der ich meine erste Anstellung als Masseur erhielt. Dieses Angestelltenverhältnis bestand wieder nur ein halbes Jahr lang.

Mein
einziger
und
bester
Freund

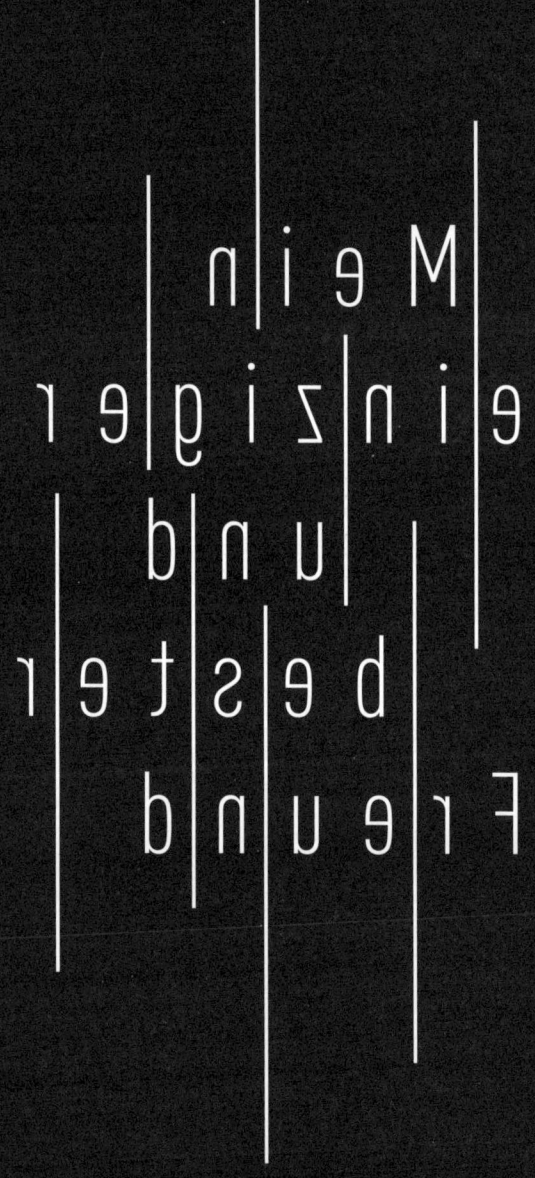

Mein einziger und bester Freund

Während ich meinem ersten Angestelltenverhältnis als Masseur nachging, wollte meine Mitbewohnerin, die ja gleichzeitig auch meine Vermieterin war, mit einem Mal ausziehen. Alleine hätte ich die riesige Wohnung nicht halten können, denn mein Gehalt war zu niedrig. Deshalb musste ich nach einer eigenen Bleibe Ausschau zu halten.

Sechs Wochen nachdem sie mir die Neuigkeit mitgeteilt hatte, fand ich in der Nähe eine kleine Wohnung. Da ich ja fest angestellt war, bekam ich von der Grundstücksverwaltung sofort und unkompliziert einen Mietvertrag, dass ich nur zwei Monate später von meinem Arbeitgeber die Kündigung erhalten sollte, ahnte ich noch nicht. Da hatte ich die günstige Wohnung schon angemietet und bekam wieder Arbeitslosengeld, weil ich ja bereits ein halbes Jahr lang durchgehend tätig gewesen war. Sozialhilfe beantragte ich zusätzlich. Dadurch stand mir einiges an Geld zur Verfügung, das ich dafür nutzte, um mit Elena erst einmal für drei Wochen in die Karibik zu fliegen, sowie meine Tätowierung etwas zu erweitern.

Fürchterlich einsam kam ich mir in meiner neuen Wohnung vor, wenn Johanna freitags zu ihren Eltern fuhr und dort übernachtete, während Elena sich mit irgendeinem Typen traf.

»Still wie in einer Grabkammer ist es hier drin«, sagte ich zu Elena, als wir an einem solchen Abend kurz miteinander telefonierten. Das Gefühl von »zu Hause« konnte sich zuerst nicht so recht bei mir einstellen.

Einige Monate später wurde eine weitere Wohnung in unserem Haus frei, um die sich Johanna bewarb und die sie schließlich bekam. Diese Wohnung hatte ebenfalls nur ein Zimmer. Das waren ideale Bedingungen für mich, auf der einen Seite brauchte ich Abstand zu meiner Partnerin, auf der anderen Seite auch die beruhigende Gewissheit, dass sie immer in meiner Nähe war: Ich musste eben meine »Nachtschwester« haben.

Als ich von Johannas Bruder hörte, dass er eine Sauna kennen würde, die noch medizinische Masseure suchte, wurde ich hellhörig. Die Bezahlung der Masseure sollte angeblich nicht schlecht sein und die Angestellten des

Betriebs waren wohl sehr freundliche Leute. Das einzige Manko war, dass es sich dabei um eine Schwulensauna handelte. Inzwischen hatte ich meine Homophobie ein wenig überwinden können und entschloss mich, aus Neugier und Entdeckerdrang, den Besitzer anzurufen, um einen Gesprächstermin mit ihm zu vereinbaren.

Eines Vormittags trafen wir uns also an der Bar dieses Saunaclubs und diskutierten miteinander über die Rahmenbedingungen meines neuen Arbeitsplatzes.

»Sexmassagen machen wir hier nicht, sonst könnten wir wegen Förderung zur Prostitution erheblichen Ärger kriegen«, sagte er und beruhigte mich damit, denn ich äußerte ihm gegenüber meine Befürchtungen, von Massagekunden belästigt zu werden.

»Hab keine Sorge, wenn das passieren sollte, sag mir Bescheid, derjenige wird von mir schon zurechtgewiesen«, meinte er, lud mich zu einem Drink ein und zeigte mir den gesamten Betrieb. Vom gepflegten Saunabereich mit Whirlpool über Monitore, die »Sauereien« zeigten, bis zum Darkroom, in dem es nach Reinigungsmittel, Poppers und Körperflüssigkeiten roch, war alles vorhanden.

Ich sagte ihm zu und begann in der Schwulensauna zu arbeiten. In weißer Arbeitskleidung saß ich am Tresen und wartete auf meine Kunden, die sich entweder telefonisch anmeldeten oder aber einen spontanen Termin bei mir buchten, wenn sie eintrafen.

Bald hatte ich eine Menge Stammkunden, von denen manche mir Trinkgeld gaben, andere ihre Telefonnummer, doch darauf ging ich natürlich nicht ein. Ich war unnahbar, aber trotzdem charmant zu ihnen. Einer lud mich am Tresen immer zum Weizenbier ein. Alkohol am Arbeitsplatz war kein Problem, so machte mir das Massieren noch mehr Spaß.

Inzwischen trank ich hin und wieder doch Alkohol, wobei es bis heute bei »hin und wieder« geblieben ist. Ich war in meinem Leben noch nie betrunken, denn die Kontrolle über mich zu verlieren, stellte immer eine meiner schlimmsten Ängste dar.

Der Massageraum befand sich direkt neben dem Darkroom, wenn es darin manchmal richtig zur Sache ging, erinnerte mich diese Geräuschkulisse mehr an den Zoo als an eine Sauna. Interessant waren auch manche Gespräche, die man mitbekam, wenn man im Barbereich saß und auf Kunden wartete.

Einer fragte hinter vorgehaltener Hand einmal seinen Tischnachbarn: »Was hast du deiner Frau erzählt?«

Der flüsterte: »Dass ich spazieren gegangen bin.«

In diesem Etablissement lernte ich meinen einzigen sowie besten Freund kennen, wenn man das, was sich später zwischen uns entwickelte, noch als Freundschaft bezeichnen darf. Mir ist bis heute nicht klar, was dazu führte, dass er irgendwann dermaßen durchdrehte und sich auf schockierende Art und Weise in einem komplett anderen Menschen verwandelte, sodass ich mich genötigt sah, den Kontakt abzubrechen. Vielleicht lag es an dem, was ihm passiert war:

Nach schweren beruflichen Misserfolgen, die durch seine fiesen Geschäftspartner verursacht wurden, erlitt er eine Psychose, wegen der er mehrfach sogar in der Psychiatrie landete.

Ich traf ihn erstmals als ich mich im Barbereich der Sauna aufhielt und ihn fragte, ob er Interesse an einer Massage habe. Er sagte mir zu und hinterher tranken wir gemeinsam ein Bier.

Schwul wirkte er eigentlich nicht. Sehr väterlich, gelassen und ruhig trat er auf, was aber täuschte, denn, wie er mir später einmal gestand, steckte viel Unsicherheit hinter diesem Auftreten. Außerdem kleidete er sich recht »altbacken« und sah älter aus als er eigentlich war. Doch Äußerlichkeiten können manchmal täuschen und ich gebe zu, dass er einer der wenigen Menschen war, bei denen ich mich leider durch das Auftreten täuschen ließ. Heute vermute ich sogar, dass unsere Persönlichkeiten sich ähnelten.

Er wurde einer meiner Stammkunden. Nachdem ich ihn kennengelernt hatte, verließ ich die Sauna, weil mich die Arbeit dort nicht mehr reizte, aber er wollte bei sich zu Hause weiterhin von mir massiert werden.

Seine Mutter hatte er seit seinem achtzehnten Lebensjahr nicht mehr gesehen und trauerte ihr auch nicht nach. Wie sie ihn früher behandelt hatte, übertraf jegliche Erfahrungen, die ich in meinem Elternhaus machen durfte. Oft unterhielten wir uns gemeinsam über das, was uns in unserer Kindheit passiert war. Außer mit Elena konnte ich mit niemandem über solche Themen sprechen.

Anfangs trafen wir uns nur bei ihm und ich massierte ihn, später verabredeten wir uns häufiger auf ein Bier in der Stadt. Was mich an ihm faszinierte war seine hohe Intelligenz und unsere Gemeinsamkeit, oberflächliche Gespräche nicht zu mögen. Sehr tiefgründig und anhaltend konnte ich mich endlich einmal mit einem anderen Menschen über schwierige, sozialkritische oder naturwissenschaftliche Themen unterhalten.

Genau diese außergewöhnliche Erfahrung war es, die mich dazu bewegte, ihm, zumindest anfänglich, blind zu vertrauen, zumal er sehr hilfsbereit auftrat.

Er verfasste zum Beispiel zahlreiche Briefe für mich, da ich mit Computern damals nicht gut umgehen konnte, half mir ausgiebig bei mehreren Renovierungsarbeiten, wobei er kein Geld dafür haben wollte und gab mir Hilfestellung bei meiner Buchführung, als ich mich später in einer kurzen Phase der Freiberuflichkeit befand. Ich muss zugeben, dass er mir bei sehr vielen Dingen in meinem Leben half.

Nach und nach begann er jedoch damit, mich öfter anzufassen, während wir irgendwo saßen und uns unterhielten. Er legte vorerst nur hin und wieder seine Hand auf meine Schulter oder meinen Oberschenkel. Beiläufig redete er dabei unbekümmert weiter. Ich stand dieser Art von Körperkontakt gelassen gegenüber, denn er war schließlich mein Freund und beteuerte immer nicht mehr als das sein zu wollen. Kurzum: ich hielt das für eine seiner Marotten. Wenn ich ihn aber massierte, spielte er dabei immer mehr an sich rum, was mich mit der Zeit zunehmend störte.

Schließlich hatte ich das Gefühl, ihm durch die Blume sagen zu müssen, dass ich das nicht so gerne sah. Ich weiß nicht, ob diese Bitte letztlich der Grund dafür war, dass er kurze Zeit später nicht mehr von mir massiert werden wollte. Ich glaube eigentlich nicht, jedenfalls nicht nur, denn er hatte zu dem Zeitpunkt schon sehr viel Geld verloren und wurde bereits mit Neuroleptika behandelt, damit er den immensen Leidensdruck, dem er aufgrund seiner Existenzängste ausgesetzt war, überhaupt noch aushielt. Außerdem trennte sich sein Freund damals von ihm, der den finanziellen Absturz seines Lebensgefährten nicht ertragen konnte. Zusätzlich erlitt sein Freund dann noch einen Rückfall in eine bereits überwundene Alkoholabhängigkeit. Ich denke, es kamen mehrere Faktoren zusammen.

Irgendwann fragte er mich, ob ich mit ihm in die Sauna eines Fitnesscenters gehen wollte, er hatte vor mich einzuladen. Begeistert ging ich mit, doch als wir uns da aufhielten, musste ich plötzlich feststellen, dass sich seine Hände wieder auf meinem Körper befanden, der nun nackt war. Sie waren zwar an unbedenklichen Stellen, doch dabei wirkte sein Benehmen zusehends grenzüberschreitend auf mich. Ich konnte mich nicht gegen diese vermeintlich wohlwollenden Berührungen wehren, er war nun mal mein Freund und ich wollte ihm nicht einfach auf unhöfliche Art und Weise klarmachen, dass er seine Hände von mir lassen sollte. Ich war ihm regelrecht wehrlos ausgeliefert. Unglaublich, aber wahr! Und er machte immer weiter, erst nur in der Sauna, wenn uns niemand beobachten konnte und später auch im Whirlpool unter Wasser. Durch die Blume wollte ich ihm schließlich klarmachen, dass er mit diesen Streicheleinheiten aufhören sollte, doch darauf ging er nicht ein. Hörte er nicht zu? Wollte er nicht zuhören?

Ich werde den Gedanken einfach nicht los, dass er sehr ignorant und egoistisch war und seine eigenen Interessen, wie ein Jäger, mit ausgesprochener Gelassenheit verfolgte. Ob es wirklich so war, werde ich wohl nie herausfinden. Er begann zunehmend damit, über Elena und Johanna schlecht zu sprechen, was mein Misstrauen schließlich gänzlich weckte. Mein Bauchgefühl warnte mich mit einem Mal, ihn nicht an mich heranzulassen, ich bekam immer mehr das Gefühl, mein »Ich« vor ihm retten zu müssen. Als ich ihm sagte, dass er diese üblen Nachreden lassen sollte, war er eingeschnappt, kam meiner Bitte dann aber nach.

In dieser Zeit lebte er inzwischen, mit Schulden in Millionenhöhe, zur Untermiete in einem winzigen Zimmer. Als er mich wieder in die Sauna einladen wollte, was er damit begründete, dass ich ein so guter Freund für ihn sei, lehnte ich das ab und bat ihn höflich darum, mich für das Eintrittsgeld doch lieber zum Essen einzuladen, da mir nach einem Saunabesuch nicht der Sinn war.

Diese ihm auferlegte Bewährungsprobe bestand er nicht, denn nachdem ich das geäußert hatte, meldete er sich wochenlang nicht bei mir; vorher hatten wir immer ein paar Mal pro Woche telefoniert. Als wir dann wieder Kontakt miteinander aufnahmen, redete er sofort nur von der Sauna und ich bekam die Krise.

Zögernd ließ ich mich darauf ein und er führte seine Streichelattacken im Nassbereich unbeeindruckt fort, obwohl er wusste, dass es mich nervte. Doch die wiederum verständnisvoll und sehr vertraulich wirkende Art, mit der er mir ein offenes Ohr zu schenken schien, ließ mich diese Übergriffe noch eine Weile aushalten.

Als er dann das Zimmer, das er bis dahin bewohnt hatte, aufgab und in eine von Ungeziefer befallene, schimmelverseuchte Garage neben dem Haus zog, weil er sich mit dem Wohnungsinhaber verkracht hatte, rief er fast täglich bei mir an und machte mir dabei öfter das Angebot, bei ihm übernachten zu dürfen. Dabei klagte er darüber, sich isoliert und einsam zu fühlen.

Es reichte mir: Ich meldete mich danach ebenfalls wochenlang nicht bei ihm, denn sowohl mein Bauchgefühl als auch Elena warnten mich ausdrücklich davor, mich auf ihn noch einzulassen. Schließlich rief ich ihn auf seinem Handy an und forderte ein Geschenk, das er von mir einmal erhalten hatte, einfach zurück. Ich wusste mir nicht anders zu helfen, um ihm klarzumachen, dass er von mir wegbleiben sollte, da ich sein überrollendes Verhalten nicht mehr aushielt.

Er lud mich zu sich ein und gab mir das Geschenk zurück, dabei sprach er kaum mit mir. Aufgrund der angestauten Aggression, die ich in der Luft seiner Garage deutlich spürte, atmete ich ganz flach. Dann wollte er mit mir noch etwas trinken gehen, ich stimmte zu. Auf dem Weg zum Café fing er plötzlich an, sich lautstark und aggressiv über falsche Freunde zu beklagen, die sowieso nichts wert wären und nur ihre eigenen Ziele und Interessen verfolgen würden. In dieser Tonlage hatte ich ihn noch nie erlebt, als ich ihn direkt fragte, ob er unter anderem mich damit meinen würde, guckte er mich hinter seiner Sonnenbrille – es war ein regnerischer Tag – grimmig an und grollte zähneknirschend: »Ja, richtig erkannt, du bist ein gutes Beispiel für solche Leute!« Da drehte ich mich einfach um und ging weg, weil er mich in dem Moment schlicht und einfach angriff.

»Alter, was ziehst du denn den Schwanz ein, kannst du es nicht ertragen, die Wahrheit zu hören«, pöbelte er wutschnaubend hinter mir her. Eine unglaublich bedrohliche Aura umgab ihn dabei.

»Lass mich in Ruhe, hau ab«, schrie ich, dann flüchtete ich in eine nahegelegene Bahnstation. Schon fuhr die Bahn in die Station ein und ich wollte in einen Waggon steigen, da sah ich ihn in einiger Entfernung hinter mir herkommen, während er mich dabei böse anstarrte.

Ich stieg schnell ein, setzte mich auf einen Platz und betete, dass die Bahn losfuhr. Er blieb neben dem Waggon stehen und stierte mich düster durchs Fenster an, dann fuhr die Bahn endlich ab.

Zum Abschied zeigte er mir einen Stinkefinger, das war das Ende zwischen mir und meinem einzigen und besten Freund. Hinterher fühlte ich mich sehr erleichtert. Ich trauere dem schönen Teil unserer Bekanntschaft zwar nach, aber was nicht mehr ging, ging eben nicht mehr.

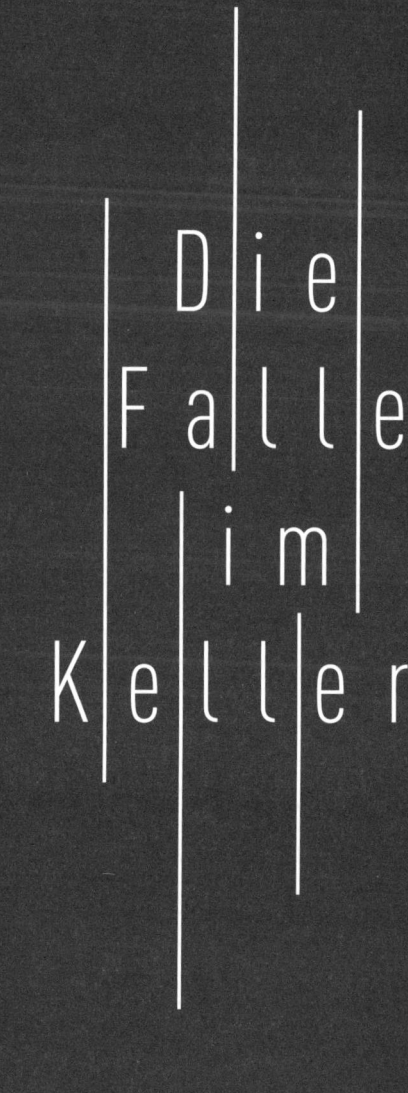

Die
Falle
im
Keller

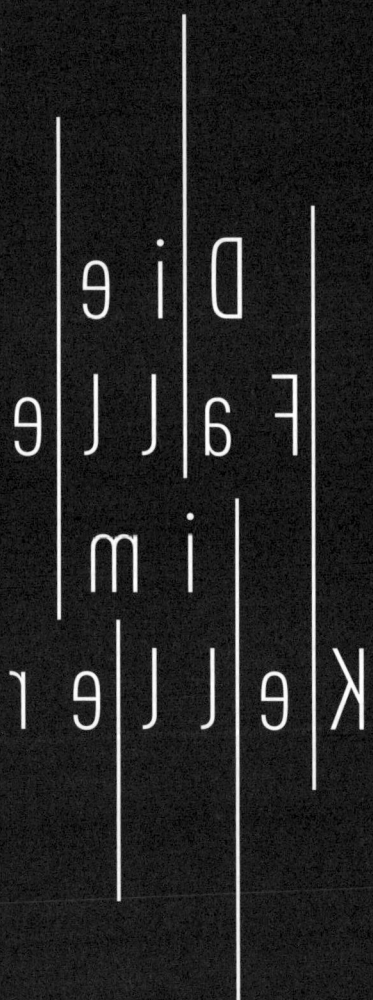

Kurz vor der Jahrtausendwende fand ich einen neuen Arbeitsplatz in einem Wellness- und Fitnessunternehmen. In dieser Firma arbeitete ich fast sechs Jahre lang. Wahrscheinlich hatte ich es nur der unübersichtlichen Größe des Betriebes sowie der toleranten Einstellung des Personals zu verdanken, dass man mich nicht schon viel früher feuerte. Außerdem arbeitete ich meistens alleine, nur in den Sommermonaten war noch eine Kollegin zur Verstärkung dabei. Somit fiel nie auf, dass ich kein Teamgefühl besaß.

Dieser Betrieb beherbergte ebenfalls einen schönen Saunabereich, den ich als Mitarbeiter benutzen durfte. Meine Arbeit machte ich mir so leicht, wie es möglich war. Immer erschien ich erst kurz vor Dienstbeginn, wenn keine Kunden kamen, ging ich in der Leerzeit auch einfach in die Sauna oder den Whirlpool. Der legere Arbeitsstil, den ich in dieser Firma an den Tag legte, wurde von dem Teil des Personals, der ihn mitbekam, geduldet oder übersehen.

Später ließ ich mir eine besonders nette Methode einfallen, damit ich auf keinen Fall Gefahr lief, mich zu überarbeiten, wobei ich wohlgemerkt ohnehin nur einer Teilzeitbeschäftigung nachging.

Manchmal beauftragte ich Elena am Empfang anzurufen, um mit falschem Namen und falscher Telefonnummer einen Termin für eine Ganzkörpermassage bei mir zu buchen. Anschließend erschien natürlich kein Mensch und es war aufgrund der falschen Nummer nicht nachvollziehbar, wer die Anruferin gewesen war. Ich hingegen konnte mich in der entstandenen Lücke entspannen. Je einfacher ich es auf der Arbeit hatte, desto besser fühlte es sich für mich an.

Diverse Male vergaß ich, den Massagekabinenschlüssel abends an der Rezeption abzugeben und nahm ihn versehentlich mit nach Hause. Die Folge war, dass ich am nächsten Morgen von den Kollegen angerufen wurde, die aufgrund des fehlenden Schlüssels nicht in die Kabine kamen. Dann fuhr ich im halsbrecherischen Stil mit meinem neuen Mountainbike los, damit der erste Kunde rechtzeitig massiert werden konnte. Verantwortungsgefühl besaß ich nicht. Lange Zeit kam ich mit meiner kurzsichtigen Einstellung durch: Hauptsache, es war Pause, Feierabend oder noch besser – Wochenende. Nach einiger Zeit hatte ich einen kleinen Stamm von Privatpatienten aufgebaut, die ich an meinen freien Tagen manchmal mit einer klappbaren Liege zu Hause besuchte. Diese Leute waren meistens Freunde oder Verwandte von Saunagästen, die irgendwann einmal zu mir gekommen waren, denn meine Massage war wohl sehr gut, wie mir unzählige Menschen bestätigten, die ich in den vielen Berufsjahren kennengelernt hatte. Somit wurde ich auch weiterempfohlen und häufig für meine ausgezeichneten Massagen gelobt, doch das war mir egal.

Zusammen mit dem schwarz verdienten Geld hatte ich ein stattliches Einkommen. So hätte es ewig weitergehen können, wovon ich damals auch tatsächlich ausging. Ich verspürte teilweise den unwiderstehlichen Drang, mit den Kunden über völlig unpassende Themen zu sprechen. An manchen Tagen konnte es zum Beispiel vorkommen, dass ich Gästen während der Massage in einer Art Regenbogenpressemanier erzählte, wie beispielsweise meine letzte Leistenbruchoperation verlaufen war. Oder ich berichtete ihnen von skurrilen, ungewöhnlichen Dingen, die mir andere Leute aus ihrem Leben erzählt hatten, machte auch blöde Witze oder riss dumme Sprüche, um mich damit interessant zu machen.

Einige dieser Leute, die sich nur entspannen wollten, hatten garantiert keine Lust darauf, sich so etwas anzuhören, doch die meisten von ihnen nahmen gelassen hin, was ich von mir gab. Vielleicht hielten sie mich durchaus für etwas verrückt, aber auf der anderen Seite konnte ich eben hervorragend massieren. Somit wurde ich für meinen sonderbar anmutenden Kommunikationsstil nicht zur Rede gestellt. Meine Arbeitskollegen nannten mich bald sogar schon spaßeshalber »den Verrückten«, weil ich eben exzentrische Züge an mir hatte, die ich schwer verbergen konnte, wenn ich nicht gerade Nichts oder nur das Nötigste sagte, was auch häufig vorkam.

Zusammen mit dem gelegentlichen Drang, fremden Personen einfach unpassende Dinge erzählen zu müssen, die mit meiner wahren Gefühlswelt nichts zu tun hatten sowie meinem legeren Arbeitsstil, der bei meinem damaligen Abteilungschef den Eindruck hinterließ, dass ich bei der Arbeit manchmal überlastet sei, manifestierte sich dieses Bild von mir wohl in ihren Köpfen. Dennoch tolerierte man mich aber noch sehr lange in der Firma. Vielleicht fanden sie es damals ja erfrischend, einen »Freak« wie mich unter sich zu haben, was nicht gerade dazu beitrug, dass ich mich ändern konnte.

Ich habe in den vergangenen Jahren viel an mir gearbeitet und denke, ich würde mich auf der kommunikativen Ebene heute nicht mehr so extrem verhalten.

Damals hatte ich überhaupt kein Gespür für Kommunikation: entweder legte ich wie ein gebrochener Staudamm los oder ich war introvertiert und völlig in mich gekehrt, das hing vor allem von meiner persönliche Tagesform ab. Vielleicht war dieser unbeholfene Kommunikationsstil mein Versuch, die autistische Barriere zu durchbrechen, die aufgrund meiner Kontaktstörung zwischen mir und der Außenwelt existierte.

Eines Nachmittags wollte ich mit meinem Mountainbike, das sich im Keller befand, eine kleine Tour drehen. Wie zur Salzsäule erstarrt, stand ich mit einem Mal vor der aufgebrochenen Holztür meines Kellerraums und stellte entsetzt fest, dass mein Rad verschwunden war.

Es war wie ein Schlag ins Gesicht für mich, denn der Vorfall stellte für mich erstens einen ungeheuren Eingriff in mein Privatleben dar, zweitens hatte ich dadurch einen Verlust erlitten, der mir nicht ersetzt werden konnte, weil das Rad nicht versichert gewesen war. Die von mir alarmierte Polizei machte mir keine Hoffnung, dass ich mein Rad je wiedersehen würde.

Ich vermutete den Dieb unter den Mietern unseres Hauses, doch die Polizei hatte einen ganz anderen Verdacht. In der Nähe war eine Drogenambulanz und einige Junkies brachen wohl in der Umgebung öfter in Kellerräume ein. Obwohl die Eingangstür unseres Hauses meist verschlossen war, stand sie zweimal pro Woche offen, damit die Müllabfuhr an die im Müllraum befindlichen Tonnen herankam. Dieser Raum befand sich ebenfalls im Keller. Leute, die Beschaffungskriminalität ausüben, sind eben sehr scharfsinnige Beobachter. Doch die sollten mich noch richtig kennenlernen.

Ziemlich angesäuert fuhr ich zu meinem Waffenladen und besorgte mir einen Alarmapparat. Das ist eine Vorrichtung, die zum Beispiel an einer Wand festgeschraubt werden kann. In dieses Ding lud man eine Platzpatrone des Kalibers 9 mm und befestigte an der Mechanik einen Stolperdraht, über den bei einer Berührung der Schuss abgefeuert wurde. Den Alarmapparat installierte ich in meinem Keller neben der Eingangstür, und zwar auf Kopfhöhe. Als Stolperdraht verwendete ich eine dünne Klaviersaite, die ich auf Kniehöhe quer in der Türöffnung befestigte, diese fiese Falle konnte man nicht entdecken, wenn man nicht wusste, wo sie war.

Dann legte ich als Köder eine alte Bohrmaschine mit Zubehör mitten in den Keller, weil die Einbrecher anscheinend vorher über die Türen guckten, um festzustellen, ob sich etwas Lohnendes erbeuten ließ.

Die inzwischen vom Tischler neu angebrachte Überfalle an der Holztür verschloss ich mit einem normalen Vorhängeschloss und musste nur noch warten. Die Wochen verstrichen so langsam wie Monate!

Warum es mich dann irgendwann juckte, ein neues Puffabenteuer erleben zu wollen, konnte ich mir nicht erklären. Wahrscheinlich handelte es sich um den Versuch, meine Sexualangst zu überwinden. Jedenfalls, machte ich mich eines Tages auf den Weg zu einem nahegelegenen »Transenpuff«.

Die Adresse hatte ich der Tageszeitung entnommen. Es handelte sich um einen gewöhnlichen Mehrparteien-Neubau, völlig unscheinbar und nicht vergleichbar mit den abgewrackten Läden, die mir aus der Szene sonst bekannt waren.

Ich ging in das frisch gestrichene Treppenhaus und klingelte im zweiten Stock bei Kim. Dann öffnete mir eine Person die Tür – aber was war das? Eine Perücke und ein ausgestopfter BH – vor mir stand ein junger Transvestit. Ich wollte in dem Moment nicht mehr auf meinen Sex verzichten, wir handelten fünfzig Mark für den Liebesdienst aus. Ich hatte keine »Ladehemmun-

gen« als wir uns miteinander vergnügten, er spielte
Jane und ich Tarzan. Hinterher gab er mir seine Handynummer und bot mir an, dass ich nach vorheriger
Absprache gerne mal »gratis« vorbeikommen dürfte,
was ich in den Wochen danach auch mehrfach tat.

Dann lernte ich auch seine beiden Arbeitskollegen kennen, die, wie er, aus Indonesien stammten. Sie flirteten
mit mir, doch ich konzentrierte mich nur auf ihn, sonst
hätte er unsere kleine Affäre bestimmt aufgegeben.

Als ich ihn einmal wieder besuchte, saß dort in der gemeinsamen Runde im Wohnzimmer mit einem mal
Lisa. Sie war bei ihren Freunden zufällig gerade zu Besuch. Lisa kam aus Bali, war transsexuell, hatte lange
Haare, eine riesige Oberweite und eine untersetzte Figur. Wir sahen uns an und sofort war auf beiden Seiten
klar, dass wir einander mochten. Doch wir trauten uns
nicht, Kontakt miteinander aufzunehmen, denn »mein
Lover« merkte, was los war und wurde etwas zickig,
irgendwie spürte ich aber, dass ich sie noch bekommen
würde ...

An einem Vormittag knallte es im Haus. Erst dachte ich,
dass es Durchzug gegeben hatte und deshalb eine Tür
zugefallen sei, doch draußen war es windstill. Dann
hörte ich Lärm, der unten vor der Haustür losging und
mir wurde klar, dass meine Falle zugeschnappt war. Der
Lärm verlagerte sich neben das Haus, ich schaute aus
dem Fenster und sah mehrere Junkies, die sich an einer
Sitzbank um einen Kollegen versammelten, der dort
hockte. Anscheinend ging es ihm wohl gar nicht gut,
denn er war, mit allen Konsequenzen, in meinen Keller
eingebrochen!

Sofort eilte ich in den Keller und baute den Apparat von
der Wand ab, denn es ist in Deutschland strafbar, anderen Menschen eine Falle zu stellen. Im Übrigen brachen
nach dieser Aktion immer noch Junkies in die Kellerräume ein, ich sicherte mein neues Fahrrad ab, indem
ich es in meinem Keller mit einem Kabelschloss an einem Rohr befestigte. Die Tür präparierte ich so, dass sie
auch mit Gewalt nicht mehr aufzubrechen war, was
zahlreiche Spuren von versuchten Einbrüchen hinterher bewiesen. Den Alarmapparat installierte ich zusätz-

lich, nachdem der geschädigte Einbrecher mich nicht angezeigt hatte: Paranoia war eben keine Krankheit, sondern Heilung.

Als ich mit Johanna einige Wochen später im Pit war, stand dort in einer Ecke plötzlich Lisa mit zwei Freundinnen. Ich ging dezent zu ihr und sie freute sich sehr, mich zu sehen, dann steckte sie mir diskret ihre Handynummer zu. In der Woche danach rief ich sie an einem freien Tag an, sie bettelte regelrecht darum, mich sofort sehen zu wollen, dabei platzte mir schon am Telefon fast die Hose. Ich trieb einen Strauß Blumen auf und fuhr zu ihr, sie arbeitete gemeinsam mit einer Kollegin in einem ähnlichen Apartment wie auch die Transvestiten, natürlich illegal, wie sich versteht.

Mit meinem gespielten Charme kam ich bei den Frauen wohl gut an. Da ich für meine Rolle als Don Juan eine fremde Sexualpartnerin brauchte, die mir das Gefühl gab, der tollste Typ der Welt zu sein, ließ ich nun den netten und charmanten Junge von nebenan raushängen. Als sie mir aufmachte und die Blumen sah, die ich ihr mit meinem Milchbubilächeln überreichte, hatte ich sie schon rumgekriegt. Es dauerte nicht lange, da warf sie sich aufs Bett, riss die Beine hoch und hielt mir ihren einladend geformten Hintern hin.

Hinterher wollte sie, dass ich blieb, doch mit einem Mal kippte meine Stimmung und ich wollte nur noch weg. Schlecht gelaunt musste sie mich gehen lassen, sie war sichtlich enttäuscht, mich nicht ganz für sich zu haben, doch ich blieb bei meinem Entschluss. Ich hatte auch wieder so ein schlechtes Gewissen, nicht etwa deswegen, weil ich fremdgegangen war, sondern weil ich bei meiner »Entdeckungsreise in die Unterwelt« kein Kondom benutzt hatte. Da lernte offenbar jemand nicht aus seinen Fehlern! Schon wieder bangte ich sehr lange, ob ich mir vielleicht eine tödliche Seuche eingefangen haben könnte und ich ging wieder zu meinem Arzt, doch zum Glück fiel der Test negativ aus.

Mit dem
Fritten-
koch
im
Männer-
puff

Mit dem
Fritten-
koch
im
Männer-
putt

Der Frittenkoch war ein Saunagast, den ich kennengelernt hatte, als ich die Annehmlichkeiten meines Arbeitsplatzes nach Feierabend genoss. Er fiel mir zum ersten Mal in der Sauna auf, als ich im Whirlpool saß und der Nassbereich recht leer war. Er kam zum Whirlpool, legte sein Badelaken weg und stieg zu mir ins Wasser. Schon da fiel mir sein großes »Gehänge« auf, das er stolz präsentierte. Dann setzte er sich neben mich, schaute verstohlen in der Gegend rum und sagte, ohne mich dabei anzusehen: »Geile Mietzen sind das ja, die hier rumlaufen.« Anscheinend wollte er mich wohl ansprechen, denn sonst war ja niemand in der Nähe. Seine aufdringliche Art nervte mich sofort und ich antwortete ihm nicht. Er war mir suspekt, und ich wollte ihn deshalb auf Abstand halten, dann sagte er nichts mehr und stieg aus dem Pool. Als ich hinterher ins Dampfbad ging, befand er sich auch darin, er guckte mich an und meinte: »Ach, da bist du ja wieder.« Ich schwieg und wollte einfach nur meine Ruhe haben, schließlich war er still und legte sich auf eine Bank.

Er war groß und schlank, machte einen sportlichen Eindruck und hatte sehr jugendliche Gesichtszüge, die schelmisch wurden, wenn er lächelte. Das ließ mich ihm gegenüber anfangs auch so vorsichtig sein, ich merkte nämlich, dass ich ein ausgekochtes Schlitzohr vor mir hatte. Als ihm klar war, dass seine merkwürdige Masche bei mir nicht zog, ging er schließlich aus dem Dampfbad, wobei er sich distanziert von mir verabschiedete. Auf der Stelle hätte ich sein Verhalten als sexuelle Belästigung melden können, doch dazu hatte ich keine Lust, denn »leben und leben lassen« lautete meine Einstellung.

Einige Wochen später tauchte er mit einem Mal in der Massageabteilung auf, denn er hatte zufällig einen Termin bei mir gebucht. In meiner weißen Dienstkleidung erkannte er mich erst nicht. Als ich ihn aber auf unsere Begegnung in der Sauna ansprach, erinnerte er sich wieder an mich. Er erzählte mir, dass ihm ein Schnellrestaurant in der Nähe gehörte, deshalb habe ich ihm auch diesen Spitznamen verpasst. Nach der Massage gab er mir seine Handynummer mit dem Hinweis, dass man sich ja »mal auf ein Bier« treffen könnte. Ich war neugie-

rig, das gebe ich zu, wenngleich mir seine homoeroti-
schen Hintergedanken durchaus bewusst waren. Vielleicht war ich auch gerade deshalb neugierig, es konnte
ja sein, dass er ähnliche »Vorlieben« hatte wie ich.

Schließlich rief ich ihn an und wir verabredeten uns daraufhin an einem Samstagabend in einer Bar an der
Alster. Als ich da eintraf, saß er schon am Tresen und
winkte mir zu. Er begrüßte mich schelmisch und spitzbübisch grinsend und strahlte dabei aus, wie faustdick
er es hinter den Ohren hatte. Nachdem wir uns eine
Weile über belanglose Dinge unterhalten hatten, lenkte
er das Gespräch natürlich immer mehr aufs Thema Sex.
Das war nach meinem Geschmack, auch wenn man es
mir äußerlich kein bisschen anmerkte. Dann fragte er
mich, ob ich schon mal was mit Männern gemacht hätte. Ich erzählte ihm, sehr zu seiner Verwunderung, von
dem Transvestiten, mit dem ich ein kleines Verhältnis
hatte, das ich zwischenzeitlich ad acta gelegt hatte, da
ich ja Lisa kannte. Er war verblüfft: »Das hätte ich von
dir nun aber auch nicht gedacht, so 'n Ferkel bist du
also.« Da grinste ich mindestens so schelmisch wie er
und bot ihm an, ihn mit den Indonesiern bekannt zu
machen, denn ich war mir sicher, dass sie sich mögen
würden.

Er spielte plötzlich den Zurückhaltenden, was ich ihm
gar nicht abkaufen konnte: »Ich weiß nicht, das wäre
mir ein bisschen zu viel, ich hab doch auch eine Frau
und mir reicht es, glaube ich, nur mal drüber zu reden.«
Das Wasser lief ihm in Wirklichkeit im Munde zusammen, als ich meine Vermutung äußerte, dass er nichts
bezahlen müsste, weil er ein wirklich gut aussehender
Kerl war. Schließlich verabschiedeten wir uns an dem
Abend und wollten am nächsten Wochenende mal miteinander telefonieren.

Nun hatte ich den Schalk im Nacken, denn ich hatte vor,
den Frittenkoch auf die Indonesier anzusetzen, die ich
auch auf ihn scharfmachen wollte. Also ging ich eines
Nachmittags zum Männerpuff und stattete meiner kleinen Affäre einen Besuch ab. Auch seine beiden Freunde
waren da. Kim wusste von meiner Affäre mit Lisa
anscheinend nichts. Dann erzählte ich ihnen in allen
Einzelheiten vom notgeilen Frittenkoch mit seinem

Riesenpimmel. Natürlich waren sie sofort Feuer und Flamme und ermunterten mich, ihn für sie klarzumachen. Ich wusste, dass er auf mein Lockangebot eingehen würde und freute mich schon wie ein kleines Kind, diesen Spitzbuben mit den Indonesiern zu verkuppeln. Die ganze Woche dachte ich nur noch daran, meine Arbeit stand einmal wieder ganz hinten an.

Am Freitagabend ging ich, nach vorheriger Absprache, mit einem Sechserpack Bier zum Männerpuff und rief von da aus den Frittenkoch an.

»Die Jungs sitzen jetzt hier und wollen dich kennenlernen, komm endlich her.«

Und er wieder: »Ne, lass mal, ich steh hier heute alleine im Laden und muss noch arbeiten, das verschieben wir lieber.«

Kim und seine beiden Kollegen saßen »salonfertig« im Wohnzimmer, sie hatten sich schicke Abendkleider angezogen und Bob Perücken aufgesetzt. Als sie hörten, dass er nicht vorbeikommen wollte, waren sie enttäuscht. Wir machten uns ein Bier auf und prosteten uns zu, da klingelte mein Handy: Es war der Frittenkoch, der sich spontan freigenommen hatte. Ich nannte ihm die Adresse und bereits eine Stunde später rief er an, weil er schon fast da war. Ich ging an die Straße und beobachtete den Verkehr in Richtung Innenstadt. Kurze Zeit später fuhr ein PKW an den Straßenrand, das schelmische Grinsen hinter der Windschutzscheibe kannte ich schon, wir gaben uns die Hand und gingen rauf zum Männerpuff.

Der Frittenkoch hatte sich mit engen Lederklamotten sogar noch richtig flottgemacht und eine schweres Parfüm aufgelegt. »Mensch, bin ich aber nervös«, sagte er als wir oben ankamen und ich an der Wohnungstür klingelte. Als ich das Apartment mit ihm betrat, bekamen alle Anwesenden sofort Stielaugen. Er setzte sich im Wohnzimmer aufs Sofa, machte sich ein Bier auf, kratzte sich nervös an der Nase und guckte verstohlen in die Runde.

Der Erste fasste Mut: »You look very nice«, sagte er zum Frittenkoch, der angespannt mit »Thank you« antwortete. Dann nahm er den Frittenkoch an der Hand, beide standen auf und gingen nach nebenan ins Schlafzimmer. Ich grinste mir schelmisch einen ab und genoss dabei mein Bier. Kim und sein Kollege zwinkerten sich zu und gingen ebenfalls nach nebenan. Sie wollten mich zum Mitmachen überreden, aber das war mir erstens viel zu viel menschliche Nähe und zweitens nicht mein Ziel, denn ich wollte zugucken und beobachten.

Mit einem Mal entwickelte sich nebenan eine Geräuschkulisse, die mir signalisierte, dass die Eröffnung des »Schweinestalls« stattgefunden hatte. Neugierig und angeduselt ging ich ins Schlafzimmer und setzte mich in einen Sessel, um dem Treiben kichernd zuzusehen. Als der Frittenkoch sich laut und ekstatisch von einem Orgasmus in den nächsten »jodelte«, konnte ich mich deshalb vor Lachen kaum noch im Sessel halten. Es ging im wahrsten Sinn des Wortes drunter und drüber. »Mach doch mit, ist total geil!«, jauchzte er begeistert. Doch ich hatte hauptsächlich meine Neugierde sowie meinen schelmischen Humor befriedigen wollen, mehr nicht.

Im Übrigen musste er für diesen »flotten Vierer« nichts bezahlen, im Gegenteil: Die Indonesier wollten unbedingt, dass wir wiederkamen, was wir ein Wochenende später auch tatsächlich machten. Noch einmal ging es im Schlafzimmer ordentlich rund und wieder hatte ich auf meine Art und Weise meinen ganz persönlichen Spaß beim Beobachten, danach gingen wir beide noch in eine Diskothek, die sich in der Nähe befand. Wir haben uns später einige Male in der Sauna oder beim Fitness getroffen, dann verkaufte er aber sein Restaurant, trat aus dem Fitnessclub aus und zog mit seiner Frau in eine andere Stadt. Seitdem habe ich nie wieder etwas von ihm gehört.

Bei der Diskothek handelte es sich um den damaligen Arbeitsplatz von Axel und Heiko, mit denen ich zu dieser Zeit immer noch trainierte. Von zu Hause hatte ich es nicht weit dahin und als ich aufs Pit wirklich keine Lust mehr hatte, konnte ich Johanna endlich überzeugen, mit mir in den neuen Laden zu gehen.

Natürlich hatte ich es dort mit einem ganz anderen Publikum zu tun, was eigentlich zweitrangig für mich war, da es mir vielmehr darum ging, dabei zu sein ohne etwas von mir preisgeben zu müssen. Diskotheken waren ideale Plätze dafür, da es dort laut und unkommunikativ zuging.

Im Pit kannte mich auch schon jeder und ich war nicht mehr interessant, da musste eben Abwechslung her und auch Johanna liebte es, bestaunt zu werden. Eintritt mussten wir auch nicht bezahlen, da wir die Türsteher kannten. Innerhalb kürzester Zeit hatte Johanna einen beachtlichen Bekanntenkreis aufgebaut.

Die meisten von ihnen waren natürlich Männer; viele Discobodybuilder und bestimmt auch einige Hartgeldluden gehörten zu dieser »Sammlung«.

Johanna überstrahlte mit ihrer weiblichen Aura die Präsenz sämtlicher Frauen im Laden, was natürlich schnell zu Sticheleien und neidischem Gemunkel führte. Nicht selten wurde dabei getuschelt, dass sie angeblich einmal ein Mann gewesen war.

Ich ließ den unnahbaren Typen raushängen, dessen Freundin die Schöne war, der alle Männer hinterherliefen, ohne sie kriegen zu können, denn ich war mir sicher, dass Johanna nur mich begehrte. Während sie sich unterhielt, tanzte und flirtete, saß ich schweigend und beobachtend am Tresen der Bar und trank seelenruhig mein Weizenbier. Ich genoss es, wie die Kerle mir neidische Blicke zuwarfen, aber »die konnten mich mal«. Ich unterhielt mich in diesem oberflächlichen Schuppen fast nur mit den Türleuten. Zu den Partygästen fühlte ich mich nicht hingezogen, auch wenn ich ihre Nähe suchte – ich gehörte nur zu mir.

Lisa besuchte ich übrigens noch einige Male. Sie redete sich wohl ein, dass ich ihr Lebensgefährte sei, als sie dann aber merkte, dass dies nicht der Fall war, brach sie mit einem Mal den Kontakt zu mir ab. Später hörte ich von einer ihrer Kolleginnen, die ich auf der Straße traf, dass Lisa einen Freund gefunden hatte. Doch das war mir egal.

Im September 2001 flog ich mit Elena für zwei Wochen nach Mallorca, eine Woche waren wir in El Arenal und die andere Woche an der Cala Ratjada, wobei wir für den Ortswechsel Linienbusse benutzten. Der Tag an dem wir umzogen, war der elfte September. Nachdem wir unser neues Hotelzimmer bezogen hatten, flanierten wir durch den Ort. Mit einem Mal sah ich dann in einem Café die schrecklichen Bilder aus New York im Fernsehen. Zuerst dachte ich an einen gigantischen Schwelbrand, was natürlich völlig unrealistisch war. Da im Fernsehen spanisch gesprochen wurde, verstand ich nicht, worum es ging, doch dann wurde es uns mitgeteilt. Ich muss gestehen, dass in dem Moment so etwas wie der Zusammenbruch meines Weltbilds geschah. Als mir das gesamte Ausmaß der Katastrophe bewusst geworden war, meinte ich, als Einziger das furchtbare Ausmaß erahnen zu können, wovon der Zusammensturz des World Trade Centers lediglich der Anfang war.

Voller Panik rief ich meinen Chef in Deutschland an, weil ich das dringende Bedürfnis verspürte, mit jemandem darüber zu sprechen. Er war sehr überrascht, als ich mich bei ihm meldete und er teilte meine Besorgnis aufgrund der Anschläge. Doch was ich wirklich dachte, konnte und wollte ich ihm letztendlich nicht sagen.

Dann rief ich meine Eltern an und hatte zuerst meinen Vater am Apparat. Auch er war wegen der Anschläge beunruhigt, mehr aber wohl nicht. Dann kam meine Mutter ans Telefon, und ich konnte meine Befürchtung nicht mehr für mich behalten: »Mutti, der dritte Weltkrieg wird ausbrechen!« Sie schwieg und sagte dann: »Wir werden sehen, hoffentlich nicht.«

Ich hatte Angst, von Mallorca nicht mehr wegzukommen, weil ich einen unmittelbar bevorstehenden Atomkrieg befürchtete. Und die anderen merkten wohl gar nichts von dem, was ich vorauszusehen glaubte. Gleichzeitig war mir sehr wohl klar, dass fremde Menschen mich wegen dieser Befürchtung vielleicht für verrückt halten würden und so sah ich mich gezwungen, sie für mich zu behalten. Der sich dadurch verstärkende innere Druck bescherte mir eine Urlaubswoche, in der ich Schlafstörungen hatte und die für mich alles andere als erholsam waren. Als ich endlich wieder heil in Deutschland ankam, konnte ich kaum fassen, dass es die Welt noch gab. Der von mir befürchtete Atomkrieg blieb glücklicherweise aus. Ich erwartete ihn dann auch nicht mehr und meine Angst verflog nach nur kurzer Zeit.

Das Trost-pflaster

Das Trost-
pflaster

M it Elena führte ich keine erotische Beziehung. Von daher konnte ich ihr kaum verbieten, dass sie sich anderweitig nach Männern umsah. Es störte mich auch nicht. Eines Nachmittags rief sie mich an und teilte mir etwas mit, das mich hellhörig machte. Sie erzählte mir von einem Zeitsoldaten, den sie zu sich eingeladen hatte und der ihr von seinem erotischen Abenteuer mit einer Transsexuellen berichtete, die er in einer Diskothek kennengelernt hatte. Um welche Diskothek es sich dabei handelte, war mir bald klar, nämlich die, in die ich mit Johanna immer ging, und um wen es sich bei der Transsexuellen handelte, war auch offensichtlich. Bedrückt konfrontierte ich Johanna mit dieser Neuigkeit, in der Hoffnung, dass es nur Wunschdenken des Mannes war, der Elena die Geschichte erzählt hatte.

Johanna setzte sich hin, blickte starr geradeaus und gab dann zu: »Es stimmt, aber glaube mir, so viele Männer waren es doch nicht. Meine Güte, ich brauchte die Bestätigung, dass mich auch andere Männer als Frau akzeptieren.«

Für mich brach eine Welt zusammen, da ich mich von ihr getäuscht fühlte. Sie war mir in den Rücken gefallen und bestätigte mir damit, dass mein hohes Grundmisstrauen in diese Welt absolut gerechtfertigt war. Mir wurde klar, dass diejenigen, mit denen sie was hatte, mich wohl als lächerlichen Hampelmann betrachteten, der Bier trinkend in der Ecke saß und dem nicht klar war, dass sie seine Freundin längst rumgekriegt hatten. Ich bekam einen fürchterlichen Wutanfall, schlug und trat gegen die Wand von Johannas Wohnzimmer. Ich beschimpfte sie übel und verließ ihre Wohnung, wobei ich lautstark die Tür hinter mir zuknallte.

»Ich hasse dich!«, schrie ich, als ich durchs Treppenhaus in meine Wohnung ging, von der aus ich Elena die Neuigkeit mitteilte. Die blieb jedoch völlig gelassen: »Tja, wenn du so blöde bist zu denken, eine schöne Frau wie Johanna könnte nicht schwach werden, bist du selber Schuld.«

Dass ich selbst fremdgegangen war, tat übrigens gar nichts zur Sache, denn ich war damals der Meinung, etwas nachholen zu müssen, zu dem ich in jüngeren

Jahren nicht gekommen war. Mit anderen Worten: Es stand mir zu. Meine Beziehung wollte ich trotzdem nicht aufgeben, denn ich brauchte unbedingt die beruhigende Nähe von Johanna, wobei ich bemerken möchte, dass ich auch Liebe für sie empfand, wenn auch auf einer sehr distanzierten Ebene.

Abends trafen wir uns in meiner Wohnung. Ich wollte von ihr unbedingt wissen, mit wem sie es wann und wie getrieben hatte. Stückchenweise erzählte sie mir von ihren Abenteuern hinter meinem Rücken, doch je mehr sie sich in diese Geschichten vertiefte, desto mehr fühlte es sich für mich so an, als wenn die Typen ihren Schwanz nicht in meine Freundin, sondern in mich gesteckt hatten. Ich nahm Johanna als einen Teil von mir wahr, der mir Halt gab. Irgendwann wurde es mir zu viel, und ich bat sie aufzuhören.

»Hasse mich doch bitte nicht«, bettelte sie verzweifelt. Aber ich musste sie eben hassen, denn nur so war es mir möglich, mein »Ich« vor diesen Typen zu retten, die mich quasi »gefickt« hatten.

Nach dieser Geschichte drehte ich ziemlich heftig durch. Mehrere Tage hintereinander wollte ich mit Johanna andauernd Sex haben und wurde dabei stellenweise sehr grob zu ihr. »Mach ich's besser, als die anderen«, fragte ich sie einige Male, während ich sie »durchnagelte« und ihr dabei auf den Hintern schlug.

Ich schlief kaum und wälzte mich im Bett von einer Seite auf die andere, dann meldete ich mich, aufgrund des Schlafmangels, für den Rest der Woche krank.

Es dauerte einige Wochen bis das Schlimmste vorbei war und ich mich weitgehend beruhigt hatte. Doch die Geschichte war für mich keineswegs vorbei, sie hatte einen Nachhall in mir hinterlassen.

Einige Monate später erhielt ich einen Anruf und wurde auf Englisch gefragt, ob ich Mr. Nordmann sei. Ich bejahte das überrascht. Die Person nannte sich Samantha und hatte meine Adresse über einen Arbeitskollegen von Kim bekommen, den ich zu diesem Zeitpunkt schon lange nicht mehr gesehen hatte. Sie war offenbar mit ihm befreundet. Samantha war, der Stimme nach zu urteilen, wohl transsexuell. Sie arbeitete ebenfalls als

Prostituierte in einem Apartment und gab an, von mir lernen zu wollen, wie sie ihre Kunden fachgerecht massieren konnte. Dafür wollte sie mich zu sich einladen und mich bezahlen. Erst war ich unschlüssig, ob ich zu ihr fahren sollte, doch eine Woche später rief ich sie an und machte einen Termin mit ihr aus.

Als ich losfuhr war ich gespannt, was mich wohl erwarten würde: Perücke und ausgestopfter BH oder eine echte Transsexuelle? Als Samantha mir aufmachte, stand meine Traumfrau vor mir. Solche Perfektion hatte ich bei Weitem nicht erwartet. Sie war transsexuell, kam aus Malaysia, hatte langes und lockiges Haar, ein Gesicht wie Naomi Campbell, volle Lippen, war braun gebrannt, hatte lange Beine, ein schönes Hinterteil sowie große Brüste. Auch wenn sie untenherum nicht wie eine Frau gebaut war, so strahlte sie ihr Frausein doch kilometerweit aus.

Sie lief mit Jeans und T-Shirt rum, anscheinend arbeitete sie wohl gerade nicht und mochte mich sofort, was ich bemerkte und auf Gegenseitigkeit beruhte. Wir unterhielten uns kurz über die Formalitäten und weil kein Proband zur Verfügung stand, schlug ich ihr vor, die Massagegriffe an ihr zu demonstrieren. Dafür musste sie sich nur auf meine mitgebrachte Liege legen.

Zehn Minuten später war ich in einer neuen Eroberung, ohne Gummi und ohne Bezahlung. Hinterher tauschten wir unsere Nummern aus und als sie mich fragte, ob ich eine Freundin hatte, bejahte ich das. Auch sie hatte einen Freund, gab mir aber gleich zu verstehen, dass es mit ihm wohl nur eine vorübergehende Sache war. Am Abend danach hatte ich komischerweise auch nicht wie sonst dieses Gefühl, mich bei der Geschichte mit einer Krankheit angesteckt zu haben.

In den Tagen danach meldete sie sich mehrfach per SMS bei mir und nannte mich in diesen Nachrichten »meine Liebe« oder »Schatz«.

Ich brauchte dringend das Gefühl, »Don Juan« zu sein, was einerseits darauf zurückzuführen war, dass ich im Fall einer erneuten Enttäuschung durch Johanna ein »Trostpflaster« in petto hatte, mit dem ich mich beruhigen konnte. Andererseits versuchte ich, frühkindliche

Bedürfnisse, die ich nicht hatte stillen können, durch sexuelle Kontakte zu ersetzen.

Eines Freitagabends besuchte ich Samantha in ihrem Apartment und übernachtete dort, denn Johanna war zu ihren Eltern gefahren. Am nächsten Morgen fuhr ich, vom vielen Sex völlig gerädert, von ihr aus direkt zur Arbeit.

Wir gingen schließlich auch gemeinsam essen und unter anderem zu meinem Tätowierer. Während er mir eine Blume über meine Bauchnarbe tätowierte, hielt mir Samantha tapfer die Hand. Die Narbe unsichtbar machen zu wollen war ein Versuch, unter die seelischen Schmerzen meiner Kindheit endlich einen Schlussstrich zu ziehen, was verdeutlicht, wie präsent sie in dem Moment doch noch waren.

Kurz danach kam Samantha erstmals zu mir in die Wohnung, übernachtete jedoch noch nicht. Dazu kam es erst einige Wochen später, als wir zusammen in die Diskothek gehen wollten. Johanna erzählte ich einfach, mit Samantha platonisch befreundet zu sein und sie deshalb bei mir übernachten würde. Ob man es glaubt oder nicht, Johanna nahm meinen Plan einfach so hin.

An einem Samstagabend kam Samantha dann zu mir, sie trug einen knappen Minirock, schwarze High Heels, eine gelbe Bluse mit weitem Ausschnitt und ihr lockiges Haar sah einfach toll aus. Diese Schönheit gehörte an dem Abend nur mir allein und Johanna störte uns auch nicht, denn sie war zuhause geblieben.

Als wir an der Tür des Ladens ankamen, kriegten Axel und Heiko tellergroße Augen. Das war mein ganz großer Auftritt: »Don Juan« kam Händchen haltend mit seiner neuen Eroberung anspaziert, streckte dabei die Brust ganz weit raus und sagte schelmisch grinsend:

»Das ist meine neue Abendbegleitung, sie spricht allerdings nur Englisch.«

»Reizend«, sagte Axel lächelnd.

Dann ging ich mit Samantha in den Laden, der an dem Abend ziemlich gut besucht war. Ich war derjenige, der nur die heißesten Bräute abbekam, für die andere zumindest zahlen mussten. Als wir später den Laden verließen, kam Heiko zu mir und fragte mich leise:

»Weiß deine Freundin das?«

»Welche meinst du denn«, fragte ich flüsternd, während Heiko sich wegen meiner Bemerkung ins Fäustchen kicherte.

In meiner Wohnung besorgte ich es Samantha dann bis die Matratze qualmte. Natürlich geschah das ganz bewusst mit dem Hintergedanken, dass Johanna dabei in ihrer Wohnung im selben Haus schlief. Ich rächte mich damit unter anderem für die Demütigung, die Johanna mir mit ihren Männergeschichten angetan hatte und dieses Gefühl kostete ich gründlich aus.

Samantha beschenkte mich mit Handys, Kleidungsstücken und Parfüm. Ich genoss die Beachtung, die ich von meiner Geliebten bekam, während ich mich dabei wie im siebentem Himmel fühlte.

Johanna sagte später mal, dass ich in dieser Zeit sehr glücklich und zufrieden gewirkt hatte. Samantha versuchte aber auch öfter mir Druck zu machen, weil ich mich von Johanna trennen sollte. Manchmal besoff sie sich im Laden auch richtig und heulte mir hinterher betrunken die Ohren voll, mir nie gesagt zu haben, mich zu lieben, weil sie vor Johanna so viel Respekt hatte. Aber ihre Theatervorstellungen erreichten mich überhaupt nicht, sie ließen mich sogar völlig kalt, denn ich hatte das Gefühl, dass sie so versuchte, mir ein schlechtes Gewissen einzureden.

Ihre Manipulationsversuche gingen ins Leere, denn sie hatte auch immer noch ihren alten Freund und den sollte sie gefälligst behalten, wenn sie sich weiterhin mit mir treffen wollte. Außerdem hing ich viel zu sehr an Johanna, als dass ich sie für Samantha aufgegeben hätte.

In diese Zeit fiel auch Johannas geschlechtsangleichende Operation. Johanna ging deshalb schon lange zu zwei Gutachtern, die psychiatrisch tätig waren, denn wenn diese Ärzte ihrem Wunsch auf eine Umwandlung zustimmten, wurde die Operation von der Krankenkasse bezahlt. Als die erstellten Gutachten ergaben, dass bei Johanna ein klarer Fall von Transsexualismus vorlag, erhielt sie zuerst die Vornamensänderung im Personalausweis, danach wechselte sie das Unternehmen

und arbeitete in einem Kaufhaus. Mit der Vornamen-
änderung und den Gutachten beantragte sie bei der
Krankenkasse erfolgreich die Kostenübernahme für die
Operation.

Dann fuhren wir zu einem bekannten Chirurgen nach
München, der als Fachmann auf dem Gebiet der Geschlechtsumwandlung galt. Nach einem ausführlichen
Beratungsgespräch erhielt sie sofort einen Operations-
termin, drei Monate später. Johanna sollte nach der so-
genannten Casablancamethode, erfunden von einem
gewissen Dr. Burou, operiert werden.

Je näher der Termin rückte, desto nervöser wurde ich,
denn es war mir bekannt, dass bei diesen schweren
Operationen schon Patientinnen gestorben waren.

Dann kam der Tag, an dem ich Johanna zum Flughafen
brachte und das fürchterliche Gefühl nicht loswurde,
sie nie wiederzusehen. Von dem Moment an, als sie mir
durch das Sicherheitsglas ein Küsschen zuschickte und
dann aus meinem Blickfeld verschwand, hatte ich für
sie keine Empfindungen mehr, rein gar keine! Es war
in der Tat nicht angenehm, was sich in den Wochen
danach ereignete, doch ich konnte all diese Ereignisse
gefühlsmäßig nicht an mich heranlassen.

Ich fühlte gar nichts, als ich erfuhr, dass Johanna nach
einer vorerst erfolgreichen Operation plötzlich einen
lebensgefährlichen Blutsturz erlitten hatte. Ich fühlte
keine Emotionen, als sich herausstellte, dass sich in ihrer Neovagina eine Nekrose gebildet hatte, die ausge-
schabt werden musste. Ich konnte kaum emotional
darauf reagieren, als ich nach diesem Dilemma mit ihr
telefonierte und sie dabei halluzinierte und selbst dann
noch nicht, als sie ausgezehrt und entkräftet wieder in
Hamburg ankam und mir die Wunde zeigte, deren Anblick mich noch keinesfalls an eine Vagina erinnerte.
Doch langsam löste sich diese Art Blockade dann bei
mir auf und ich kümmerte mich fortan um die Nachsorge ihrer schweren Wunde, die monatelang immer wieder blutete und schwer abheilte. Vor allem unterstützte
ich sie seelisch, da sie zuerst sehr nervös und rastlos
war, was sich nur langsam legte.

Später sagte sie mir, das dieser Zustand wohl dadurch
entstanden war, dass sie den kleinen Jungen suchte, der

bis dahin immer noch in ihr gesteckt hatte. Der war durch ihre vollständige Umwandlung zur Frau jedoch gestorben.

Natürlich missfiel Samantha, dass ich mich so intensiv um Johanna kümmerte und viel von ihrer Operation redete. Mit der Zeit wurde sie immer fordernder und aufdringlicher und irgendwann rief sie aus unwichtigen Gründen mehrmals täglich bei mir an, quasselte auf meine Mailbox und forderte mich aggressiv dazu auf, sie sofort zurückzurufen. Da wir uns immer noch trafen, betrank sie sich bei diesen Gelegenheiten regelmäßig und jammerte mir die Ohren voll. Sie war es leid, mich mit Johanna teilen zu müssen. Ich sollte mich endlich für eine von ihnen entscheiden. Ich fühlte mich durch ihr Verhalten überrollt und sah es nicht ein, mich so heftig unter Druck setzen zu lassen. In solchen Situationen reagierte ich immer gleich: Ich schaltete auf Durchzug.

Schließlich reduzierte sich die Frequenz ihrer Anrufe mit einem Mal merklich und eines Abends, nachdem wir in der Diskothek waren, eröffnete sie mir plötzlich, als wir noch mitten auf der Straße standen, dass es besser sei, wenn wir keinen Sex mehr miteinander hätten. Dann winkte sie sich schluchzend ein Taxi heran, stieg ein und fuhr einfach weg, während ich wie ein begossener Pudel auf der Straße stehen blieb und ihr fassungslos nachschaute.

Wütend zerriss ich ihr Foto, das in meinem Schreibtisch lag und rief sie am nächsten Tag an. Ich schrie ins Handy: »Fuck yourself«. Danach sahen wir uns nie wieder. Einige Zeit später versuchte ich sie noch einmal zu erreichen, aber ihre Nummer existierte nicht mehr, außerdem war sie aus dem Apartment ausgezogen.

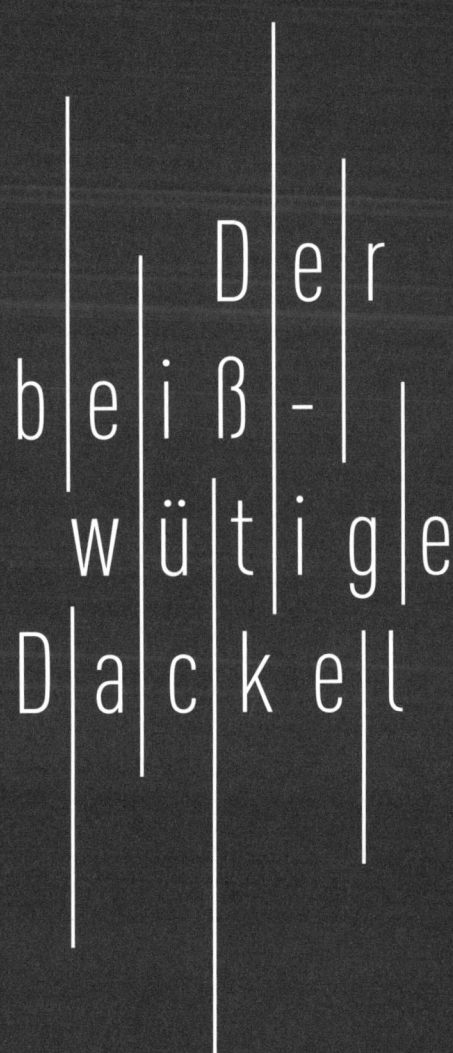

Der
beiß-
wütige
Dackel

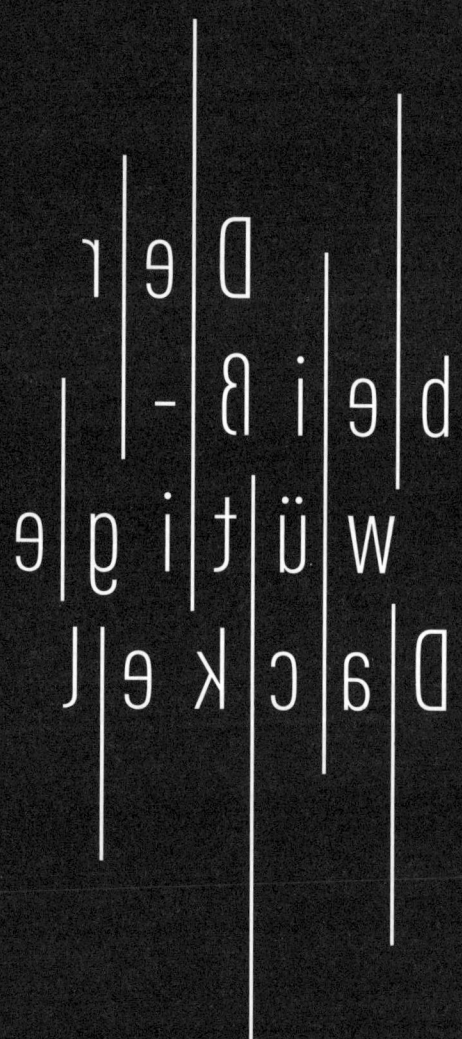

Der
beiß-
wütige
Dackel

Warum ich plötzlich mit dem Saxofonspielen beginnen wollte, kann ich auch nicht mehr sagen. Es war wieder einmal ein innerer Drang der mich dazu bewegte, mir ein Instrument zu kaufen und mich auf den Weg des Musikers zu begeben. In diesem Stadium der Selbstfindung befand ich mich fast vier Jahre lang. Begonnen hatte es im Jahr 2002, mitten in der Zeit aus der das vorherige Kapitel berichtet. Allerdings entschloss ich mich dazu, es gesondert abzuhandeln, weil es im Bezug auf meine Geschichte vielleicht etwas Wichtiges erklärt. Ich sollte es deshalb extra erzählen.

Der Wunsch überkam mich erstmalig, als ich Klaus Doldinger mit seiner Band »Passport« im Fernsehen sah. Saxofonspieler konnten etwas, wozu sie keine archaischen Kräfte benötigten, vielmehr traten sie meistens in schicken Abendanzügen auf und gebrauchten zum Spielen ihres Instruments viel Gefühl. Davon einmal abgesehen faszinierte mich Panflötenmusik seit längerer Zeit, ich verdrängte jedoch meine weiche Seite. Weichsein hätte nicht zu meinem falschen Selbstbild gepasst, an dem ich bis zu dem Zeitpunkt krampfhaft festhielt. Außerdem redete ich mir ein unmusikalisch zu sein, wohinter sich meine Angst verbarg, andere könnten wahrnehmen, was ich von mir gab, denn die Bewahrung meines »Ichs« war einer meiner zentralen Schutzmechanismen. Ich wollte spüren wie es war, wenn ich zu demjenigen wurde, der ich wirklich war, denn ich ahnte dass es mehr gab!

Als Berater meines neuen Vorhabens kam nun kein Geringerer als mein Vater ins Spiel, der schon seit langer Zeit Jazzmusiker war und regelmäßig Klavier spielte. Ich sprach ihn auf mein neues Projekt an und er meinte, ein Saxofon würde tausend Euro kosten, was kein Problem für mich war, denn ich hatte noch Erspartes und scheute mich nicht, das Geld auszugeben. Mir war es das wert. Also kaufte ich mir ein brandneues Saxofon und erhielt von meinen Vater die Adresse eines qualifizierten Musiklehrers.

Immer meinte ich, eine bestimmte Rolle spielen zu müssen, doch in Wahrheit war ich ein ganz anderer Mensch. Ich versuchte mich selbst zu erkennen und das Spielen des Saxofons sollte mir dahin den Weg zeigen.

In der ersten Übungsstunde zeigte mir mein Lehrer, wie ich die Töne G, A, H, C anspielen musste. Nicht nur, dass ich es sofort schaffte, aus dem Instrument überhaupt einen Ton herauszuholen, ich konnte diese vier Töne sogar fast perfekt erzeugen. Mein Musiklehrer war verblüfft: »Du kannst aber schnell umsetzen, was ich dir zeige.«

Mir war etwas gelungen, was ich gar nicht für möglich gehalten hatte! Das war sehr ergreifend für mich. Nun hatte es mich richtig gepackt und ich dachte nur noch an meine Saxofonspielerei. Der Rest der Welt war mir egal, denn ich wollte es können und musste es können, egal was es »kostete«. Einmal pro Woche nahm ich Unterricht, spielte pro Tag mindestens eine Stunde lang und ärgerte mich fürchterlich, wenn ich mich verspielte, denn ich stellte unrealistisch hohe Ansprüche an mich und mein Können. Anfangs hatte ich auch tierische Angst, dass andere Leute hören würden, wenn ich mich verspielte, denn dadurch wäre ihnen ja klar gewesen, dass ich Schwächen hatte. Als ob es andere Leute interessiert hätte, was mit mir vorging – ich dachte wirklich, dass die ganze Welt nur darauf warten würde, meine Schwächen zu entlarven. Doch mit den Monaten wurde ich schnell besser und somit auch sicherer. Ich übte abends in meinem Kellerraum und nahm das Instrument tagsüber zur Arbeit mit.

Anstatt saunieren zu gehen, ging ich mit dem Saxofon in einen leeren Gymnastikraum, um dort zu üben. Jeden freien Moment nutzte ich, um mich zu verbessern. Noten mochte ich überhaupt nicht lesen, denn darauf konnte ich mich nicht konzentrieren, es war mir zu rational. Dafür konnte ich gut aus dem Bauch heraus spielen, fand während des Musizierens zu mir und war der einsame Wolf, der einen Kassettenrekorder mit seinen Lieblingsliedern anstellte, während er dazu spielte. Je besser ich wurde, desto mehr entwickelte sich auch mein Selbstbewusstsein und eines Tages liefen mir während des Musizierens nur so die Tränen herunter, denn mir wurde plötzlich meine ungeheure Sensibilität bewusst, die ich immer von mir abspaltet hatte, was ich damit erkläre, dass beim Saxofonspielen die Gefühls- und Sachebene zu einer Einheit verschmelzen, die ich durch einen Abspaltungsprozess immer fleißig auseinander zu halten versuchte.

Als mein Vater seinen Sechzigsten feierte, trat ich mit ihm gemeinsam auf. Die Feier, zu der über siebzig Gäste kamen, fand in einem Restaurant statt. Auch einige Jazzmusiker, die ebenfalls auf seinem Geburtstag spielen sollten, hatte er eingeladen.

Mein Vater setzte sich ans Klavier und kündigte uns zum Einklang des Abends an. War ich vielleicht nervös, denn vor den ganzen Menschen spielen zu müssen, stellte für mich eine ungeheueren Belastungstest dar.

Ich setzte mir eine Sonnenbrille auf, damit die Zuschauer nicht sahen, dass ich während des Spielens die Augen schloss, weil ich nicht sehen wollte, wer mich alles anguckte, sonst hätte ich wahrscheinlich keinen vernünftigen Ton aus dem Instrument hervorgeholt. Doch dann ging alles plötzlich ganz leicht: Mein Vater und ich verschmolzen beim Spielen zu einer musikalischen Einheit. Hinterher applaudierten viele Gäste begeistert und waren auch überrascht, wie schnell ich das Saxofonspielen gelernt hatte. Auf den Höhepunkt meiner »musikalischen Laufbahn« konnte ich zahlreiche Lieder aus dem Kopf spielen, beherrschte Tonleitern und hatte einen respektablen Sound drauf, der sich von dem eines Profimusikers nicht mehr allzu sehr unterschied.

Im Jahr 2005 hörte ich aus unerklärlichen Gründen plötzlich mit dem Training bei Axel und Heiko auf, wobei ich das Ringen schon ein Jahr zuvor aufgegeben hatte. Ich brauchte diese Dinge mit einem Mal nicht mehr und ich glaube, dass es deshalb so war, weil ich begonnen hatte, meine Hochsensibilität als einen Teil meiner selbst zu akzeptieren und es nicht für nötig hielt, diese Besonderheit vor der bösen Welt zu verstecken. Ich fühlte mich dadurch plötzlich befreit und leicht, was nicht heißen soll, dass ich keine Kampfkunst mehr betrieb. Fortan ging ich zum Aikido, was den Prozess noch voranzutreiben schien, denn Aikido bringt durch seine Techniken sowie den Anspruch, beide Übende sollen sich im Einklang miteinander bewegen, die Gehirnhälften zusammen. Der Intellekt muss mit dem Gefühl agieren – auf alle Fälle machte ich am Ende dieser Phase riesige Fortschritte. Heute spiele ich nur noch Klarinette, da wir nun in einem Haus wohnen, in dem die Leute sehr lärmempfindlich sind.

Die Affäre mit Samantha war schon lange vorbei und an meinem Arbeitsplatz waren Rationalisierungsprogramme eingeführt worden. Man beobachtete nun genauer, wer in den Betrieb passte und wer nicht. Das waren die ersten Konsequenzen, nachdem viele Mitglieder das Haus verlassen hatten und es dadurch zu finanziellen Schwierigkeiten kam. Ein Mitarbeiter, der sich unangepasst, eigensinnig und schelmisch benahm, war natürlich nicht gerade eine Bereicherung für das Unternehmen. Auch ich wusste, dass es nur eine Frage der Zeit war bis es mich erwischen würde.

Da kam also irgendwann dieser neue Manager ins Haus, den man mir vorstellte. Er war wohl ein gut gelaunter und freundlicher Kerl, doch mit der Zeit hatte er im Betrieb den Ruf, dass es da, wo er auftauchte, nach Ärger roch, somit war es ein gutes Zeichen, wenn man ihn nie sah.

Eines Morgens stand er plötzlich vor der Massagekabine und drückte mir unverhofft einen Brief in die Hand. »Ich hab hier 'ne Ermahnung für Sie, denn Sie verlassen ständig ihren Arbeitsplatz.«

Ich nahm den Brief widerstandslos an mich, ging in die Massagekabine und grübelte angstvoll vor mich hin. Eine Woche später wurde ich zu ihm rufen. Ich bekam einen fürchterlichen Adrenalinschub und fühlte mich wie ein Hinzurichtender als ich sein Büro betrat. Mit gespielter Freundlichkeit fragte er mich, wie es mir im Betrieb gefallen würde. Ich tat ahnungslos und fragte ihn, was er damit meinen würde. Er erwiderte: »Ich könnte Ihnen den Ausstieg aus dem Unternehmen erleichtern. Wir machen einen Auflösungsvertrag und sie bekommen als Abfindung zwei Monatsgehälter.«

Ich sagte ihm, dass es mir sehr gut im Betrieb gefallen würde. Daraufhin sah er mich mitleidig an und meinte: »Dann kann ich nichts mehr für Sie tun.«

Was das hieß, ahnte ich. Ich rief einen Mitarbeiter des Personalwesens an, mit dem ich seinerzeit bei Axel und Heiko gemeinsam trainiert hatte. Ich erzählte ihm meinen Ärger. »Die wollen dich loswerden und versuchen in solchen Fällen alles, um Leute abzusägen. Du brauchst einen Anwalt.«

Da ich nicht wusste, auf wessen Seite er wirklich stand, bluffte ich und entgegnete ihm, nichts unternehmen zu wollen. Er sagte: »Mach etwas, ich kenne einen guten Anwalt, der schon einige Prozesse gegen uns gewonnen hat.«

Das war wirklich eine Geste, die bewies, dass er auf meiner Seite war. Er nannte mir diesen Anwalt und ich notierte mir dessen Namen, dann sagte er: »So, ich habe mich damit schon weit genug aus dem Fenster gelehnt, viel Glück.«

Zunächst tat ich nichts und fragte mich, ob ich mir den ganzen Zirkus vielleicht nur einbildete und alles doch nicht so schlimm war, wie ich befürchtete. Und wie war das noch, ich sollte meinen Arbeitsplatz nicht verlassen? Jahrelang durfte ich es immer, doch jetzt plötzlich nicht mehr – aber nicht mit mir! Ich schnappte mir ein Badelaken und ging, während ich eine Lücke im Plan hatte, schnell in den Nassbereich, um mich in die Sauna zu setzen, denn einmal war eben keinmal.

Als ich zurückkam, stand der Manager plötzlich vor der Massagekabine und musterte mich arrogant. Mir gefror das Blut in den Adern, als sich unsere Blicke trafen.

»Sie haben sich soeben unerlaubt vom Arbeitsplatz entfernt«, sagte dieser beißwütige Dackel mit einem belehrenden Unterton. »Sie bekommen jetzt eine Abmahnung dafür!«

Dann drehte er sich um und ging wortlos weg. Fürchterliche Nervosität befiel mich und ich konnte mehrere Nächte nicht gut schlafen. Dann fand ich die Abmahnung in meinem Mitarbeiterfach, mit der Bemerkung, dass ich bei weiteren Verstößen ähnlicher Art mit einer Kündigung rechnen musste.

Daraufhin ließ ich mich von meinem Hausarzt für vier Wochen krankschreiben und machte einen Termin mit dem Rechtsanwalt aus. Nachdem man im Personalbüro meinen gelben Zettel erhalten hatte, rief der beißwütige

Dackel mich auf meinem Handy höchstpersönlich an: »Sie wurden plötzlich so lange krankgeschrieben, das hinterlässt aber einen merkwürdigen Eindruck bei mir.«

Ich entgegnete: »Krankgeschriebene anzurufen, ist Mobbing.«

Zitternd beendete ich das Gespräch und er belästigte mich danach auch nicht weiter. Als ich dem Anwalt mein Problem erzählte, grinste er. »Der Laden schon wieder, die wissen schon, wen sie vor sich haben, wenn sie Post von mir erhalten.«

Dann schrieb er einen Brief an meine Firma, in dem er ausdrücklich annahm, dass man mich im Betrieb wohl nicht mehr haben wollte. Man solle mir ein »vernünftiges Angebot« machen, da es offenbar wohl nichts mehr zu retten gab.

Nachdem ich einen Monat krankgeschrieben war, erschien ich wieder im Betrieb und begrüßte die Leute am Empfang, die mich plötzlich mit versteinerter Mine anstarrten und nicht zurückgrüßten.

Einige Stunden später kam der beißwütige Dackel zu mir und forderte mich reserviert dazu auf, mit in sein Büro zu kommen. Ich folgte ihm und wir setzten uns an seinen Schreibtisch. Er offenbarte mir die Konditionen, zu denen man mich endlich aus dem Laden entlassen wollte: »Wir kündigen Ihnen, damit Sie im Bedarfsfall sofort Geld vom Amt kriegen. Sie werden ab heute, für die Kündigungsfrist von drei Monaten, freigestellt, müssen also nicht mehr herkommen und erhalten eine Abfindung von fünf Monatsgehältern.«

Ich dachte kurz nach und gab ihm schließlich meine Einwilligung. Dann warf der beißwütige Dackel mich unfreundlich aus dem Büro und verabschiedete sich nicht einmal mehr von mir. Ich packte meinen Kram und verließ eine Stunde später das Unternehmen, ohne mit den Leuten vom Empfang noch einmal zu reden, denn »die konnten mich mal«, wenn sie dieses dreckige Spiel mitmachten.

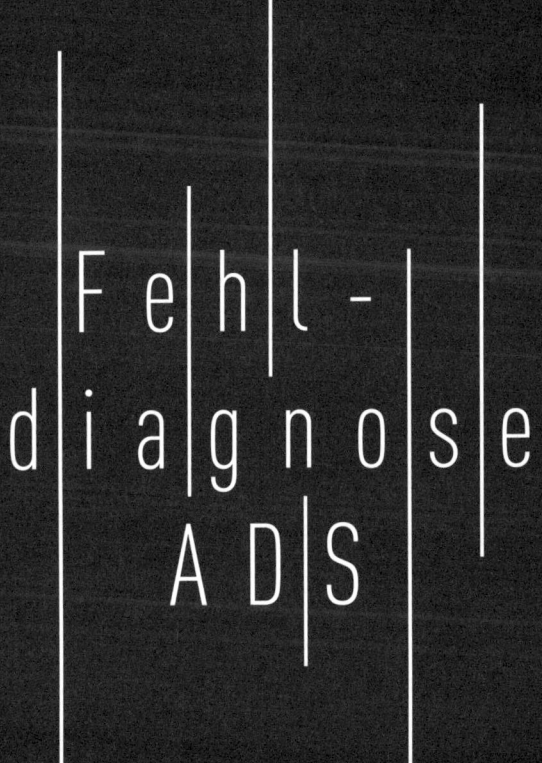

Fehl-
diagnose
ADS

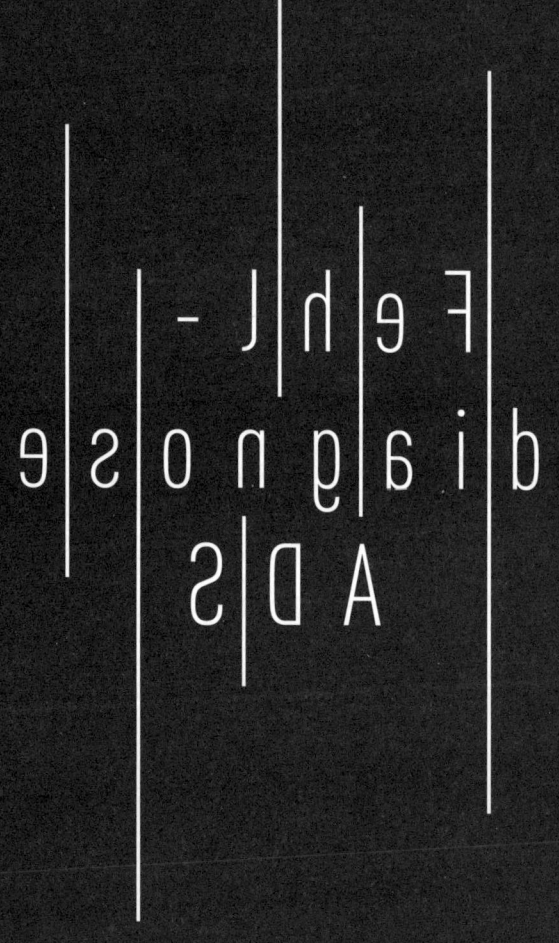

So wurde ich nach langer Zeit wieder arbeitslos und bekam deshalb ein ungutes Gefühl, denn schon bald brauten sich am Horizont dicke Gewitterwolken zusammen, die sich Hartz IV nannten. Wie viele schreckliche Berichte hatte man inzwischen im Fernsehen über diese Form der staatlichen Unterstützung gehört und gesehen, bei der die Leistungsempfänger angeblich wie der letzte Dreck behandelt wurden. Es war undenkbar für mich, wenn mich genau dieses Schicksal treffen würde.

Ich musste mir einen neuen Job suchen, was nicht einfach war, denn die Jahre 2005 und 2006 waren im Bereich der physikalischen Therapie eine unbeschreibliche Flautezeit. Masseure wurden vor Ort so gut wie nicht mehr gesucht. Wegziehen wollte ich nicht, also versuchte ich, mich selbstständig zu machen.

Angstvoll rief ich örtliche Fitnessstudios an und fragte, ob man dort einen freiberuflichen Masseur benötigen würde. Allein diese einfachen Kontaktaufnahmen fielen mir extrem schwer. Als ich schließlich drei verschiedene Studios gefunden hatte, die an meinem Dienst Interesse zeigten, beantragte ich beim Arbeitsamt sogenanntes Überbrückungsgeld, das mir, im Fall einer geplanten Selbstständigkeit, für ein halbes Jahr als Startkapital zur Verfügung gestellt wurde.

Nach einer ausgiebigen Prüfung meines Konzepts bewilligte man mir dessen Finanzierung und ich war von einem Tag auf den anderen auf mich selbst gestellt. Das war für mich neu und löste wiederum ungeahnte Ängste bei mir aus. Was war, wenn ich es nun nicht schaffen würde? Ich vermutete nach meiner gescheiterten Selbstständigkeit die totale Abhängigkeit, Kontrolle und Demütigung durch die Behörde.

Mit einem Mal merkte ich, dass ich kein Geschäftsmann war und diejenigen, in deren Studios ich arbeitete, sich mir gegenüber wie Arbeitgeber aufführten, was mich noch mehr zermürbte. Ich fühlte mich, als wäre ich vom Regen in die Traufe gekommen. Zudem liefen meine Geschäfte viel zu langsam und lückenhaft an, sodass mir nach nur drei Monaten bewusst wurde, welch ein Flop meine anfänglich so hoffnungsvoll begonnene Idee war.

Ich schlief unruhig, schwitzte dabei häufig und träumte wirres Zeug. Für Johanna und ihre Sorgen war ich in der Zeit kaum empfänglich. Ich schottete mich mit meinen Ängsten komplett hinter der autistischen Barriere ab und konnte auf meine Freundin nicht mehr eingehen.

Es half nichts, denn trotz meiner Selbstständigkeit musste ich nach einer Anstellung suchen und zwar sofort. Also fertigte ich Bewerbungsunterlagen an und zog damit an meinen freien Tagen, Hals über Kopf, los. Ich klapperte blind Betriebe ab und hinterließ dort, wo man es wünschte, meine Unterlagen. Ich möchte lieber nicht wissen, wie ich zu der Zeit auf manche Menschen gewirkt haben muss. Man machte mir wenig Hoffnung, was mich noch mehr verunsicherte.

Einmal verlor ich während einer Bewerbungstour meine Haustürschlüssel. Verzweifelt fuhr ich zu der Praxis, in der ich vorher gewesen war und stellte den ganzen Laden auf den Kopf, aber sie fanden sich nicht. Dann rief ich panisch beim städtischen Fundbüro an, doch auch da war nichts abgegeben worden. Schließlich ging ich zu Johanna auf die Arbeit und holte mir den Wohnungsschlüssel, den sie immer benutzte, um in meine Wohnung zu kommen. Als ich zu Hause ankam, erschrak ich fürchterlich, denn ich hatte die Schlüssel nicht verloren, sondern außen in meiner Wohnungstür stecken lassen. Jeder hätte bequem hineinspazieren und sich bedienen können, doch zum Glück fehlte nichts.

Im Zusammenhang mit der Selbstständigkeit lernte ich über ein Zeitschrifteninserat auch einen ominösen Coach kennen, der Leute in beruflichen Situationen beriet. Als ich ihm meinen Lebenslauf mitbrachte und er diesen studierte, vermutete er plötzlich, dass ich wohl eine bestimmte Erkrankung hätte. Verwundert bat ich ihn, mir zu erklären, was für eine Erkrankung er damit meinen würde.

Dann fing er an über ADS (Aufmerksamkeitsdefizitsyndrom oder -störung) zu reden und offenbarte mir, ebenfalls ein Betroffener zu sein. Er erzählte mir einiges über dieses Handicap und nannte mir Ärzte, die es diagnostizieren konnten. Sofort wandte ich mich an einen Psychiater und Neurologen, der ein Spezialist auf diesem Gebiet war, weil ich plötzlich fest daran glaubte, ADS zu haben.

Nach den zahlreichen Tests und einigen Besprechungen mit dem Arzt, sagte er mir abschließend, dass ich als ADS-Patient für ihn interessant sei. Da hatten wir es nun – ich war genetisch bedingt gestört und brauchte wohl dringend medikamentöse Hilfe, ohne die ich nicht klargekommen wäre.

»Warum konnte das nicht früher erkannt werden?«, fragte ich mich. Doch das war ja logisch, denn den Begriff ADS gab es in meiner Schulzeit noch nicht.

Mein Psychiater verschrieb mir auf einem gelben BTM-Rezept Methylphenidat. Damals durften eigentlich nur Kinder dieses Medikament bekommen, doch er verschrieb es mir trotzdem und ich musste es selbst bezahlen. Dann fing ich mit der Medikation von 5 Milligramm pro Tag langsam an.

Zu diesem Zeitpunkt war mir klar, dass meine Selbstständigkeit ein Schuss in den Ofen war und ich wieder zum Arbeitsamt musste. Ich schlief schon lange nicht mehr gut, doch als ich das Medikament nahm, wurde mein Schlaf augenblicklich noch schlechter. Das stand auch auf dem Beipackzettel, also war es wohl normal. Dann steigerte ich die Dosis auf 10 Milligramm pro Tag. Plötzlich veränderte sich meine Wahrnehmung, wohl deswegen, weil ich endlich aufmerksamer wurde. Mit einem Mal war die Sonne so grell und der Straßenlärm so unerträglich laut, aber vielleicht lag das auch an meinen Schlafstörungen, die inzwischen so immens waren, dass ich kaum vier Stunden pro Nacht erreichte.

Wenn ich mit der Bahn fuhr, nervten mich die anderen Menschen immer mehr, ich drängelte mich unfreundlich durch und sah sie teilweise gereizt an, aber das lag wohl an meiner Zukunftsangst.

Dann wurde mir eine immer stärker werdende innere Spannung bewusst. Die Menschen standen mir nur noch im Weg, und die schnellen Bewegungen sowie der Straßenlärm, trieben mich in den Wahnsinn. Einmal, als ich gerade in einem solchen Zustand war, telefonierte ich mit meiner Mutter und sie sagte entsetzt: »Ich erkenne dich nicht wieder, was ist mit dir los?« Antworten konnte ich ihr nicht. All das hätten Warnsignale für mich sein sollen, doch ich steigerte die Dosis auf die maximal zugelassenen 15 Milligramm pro Tag, wobei ich mich immer noch fragte, wann meine Konzentration wohl endlich besser würde. Oder nahm ich meine Umgebung besser wahr und war deswegen erst einmal mit allem überfordert? Dies zog ich letztendlich als Erklärung dafür heran, warum ich mich so verändert hatte, denn ich glaubte immer noch daran, ADS zu haben und dagegen half eben Methylphenidat.

Irgendwann fühlte ich mich dann phasenweise wie ferngesteuert. Das war unheimlich und dann meldete sich unverhofft das kleine Männchen in meinem Hinterkopf nach langer Zeit zurück und schwoll zu einem bestialischen Monster an, das ich nun genauer kennenlernen sollte.

Eines Abends vor dem Fernseher habe ich Johanna lange angesehen, die neben mir eingeschlafen war. Da lag sie ganz friedlich, meine liebenswerte Freundin mit ihrem langen und schweren Lebensweg. Plötzlich kam in mir der fürchterliche Zwangsgedanke auf, ihr augenblicklich den Schädel mit irgendeinem Gegenstand einzuschlagen, sodass die Knochen dabei splittern und das Blut nur so gegen die Wände spritzt. Fast konnte ich mich gegen diesen Drang nicht mehr wehren, als ob ich wieder kurz davor war, von jemandem ferngesteuert zu werden.

Ich zog angsterfüllt meine Joggingklamotten an und lief in die nächtlichen Straßen hinaus. Als ich von meinem Dauerlauf an der Alster zurückkam, ging es mir deutlich besser, und der bösartige Zwangsgedanke war zum Glück verschwunden.

Kurze Zeit später stritten Johanna und ich uns in meiner Wohnung wegen einer Belanglosigkeit. Als sie dabei plötzlich laut und schrill wurde, nahm ich das Telefon und feuerte es gegen die Wand, dass Plastiksplitter durchs Zimmer flogen. Johanna schrie auf und ging in Deckung.

»Halt die Fresse«, brüllte ich sie an und konnte mich gerade noch zurückhalten, ihr nicht zusätzlich noch eine zu feuern. Johanna sah mich angsterfüllt an, nahm ihre Schlüssel und sagte:»Ich gehe, das reicht jetzt.«

Da tat es mir leid und ich wollte wieder gutmachen, was ich verbockt hatte. Ich lief Johanna durchs Treppenhaus nach, doch sie war schon in ihrer Wohnung verschwunden und hatte die Tür verriegelt.

Die ganze Nacht konnte ich kaum ein Auge zumachen, doch am nächsten Tag rief Johanna mich an und fragte mich, wie es mir gehen würde. Als ich ihr grünes Licht gab, kam sie zu mir hoch.

»Wenn du dieses Medikament noch länger nimmst, drehst du völlig durch«, sagte sie und ich war der gleichen Meinung. Irgendwie schien es wirklich einen Zusammenhang zwischen meinen Veränderungen und dem Methylphenidat gegeben zu haben. Ich setzte es von jetzt auf gleich ab und sofort ging es mir deutlich besser – es war kein Vergleich mehr zu vorher.

Dann war es wohl so, dass ich dieses Zeug eben nicht vertrug. Doch die Diagnose ADS stempelte ich mir fortan immer wieder auf: ich war ein ADSler, der eben nicht auf Ritalin reagierte. Enttäuscht wollte ich mit dem Psychiater nichts mehr zu tun haben, denn er konnte mir mit seinem Medikament nicht helfen. Und dieses Dreckzeug gab man Kindern! Das war eine hammerharte, gefährliche Droge. Nur weil die Gesellschaft verlangte, dass jeder der Norm entsprach, gab man ihnen diesen Mist.

Mit dem Coach hatte ich kurze Zeit später auch nichts mehr zu tun, denn er brachte mir nichts. Ich war sowieso am Ende meiner freiberuflichen Laufbahn, verkrachte mich zusätzlich noch mit einigen Fitnessstudiobetreibern, meldete mich arbeitslos und konnte nur noch auf ein Wunder hoffen.

Schwere depres-
sive Episode

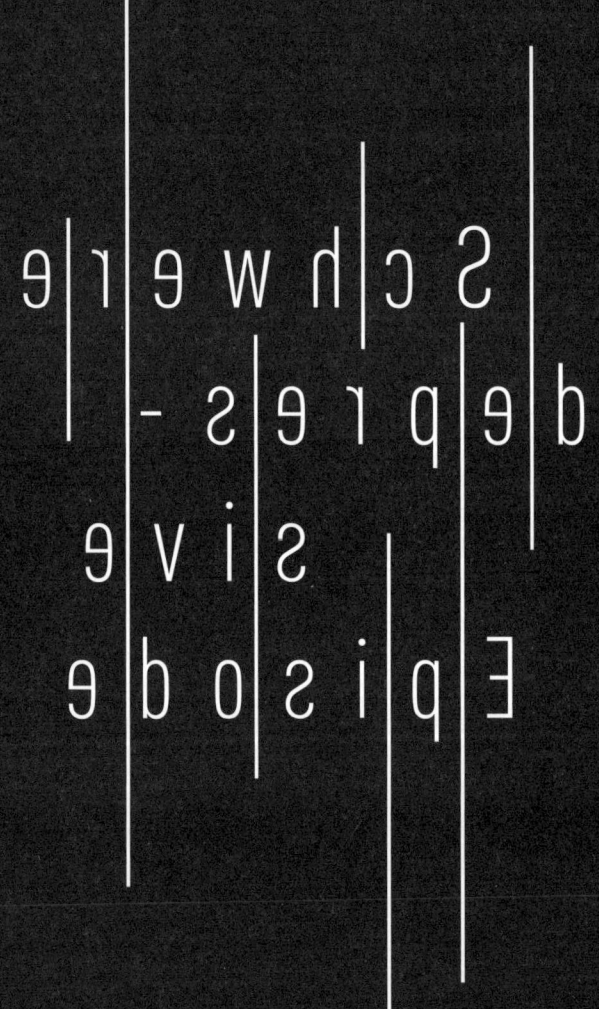

Schwere depres- sive Episode

Das Wunder kam, kurz bevor ich Hartz IV hätte beantragen müssen. Ich fand über die Jobbörse im Internet tatsächlich eine kleine Massagepraxis, die bereit war, mich einzustellen, vorausgesetzt ich würde mich an eine bestimmte Abmachung halten. Diese Abmachung sah so aus, dass ich jede Stunde nacharbeiten sollte, die ich herumsaß. Minusstunde nannte sich das und ich musste mich auf diese kapitalistische Ausbeutungsmethode einlassen, ansonsten drohte mir der Behördenterror. Gleichzeitig fand ich auch einen Minijob als Masseur. Ich brauchte das Geld, da mein Hauptjob nur eine Teilzeitanstellung war. Zumindest hatte ich nach langem Bangen und entsetzlich quälender Angst Arbeit gefunden und konnte mich wieder eines sorglosen Lebens erfreuen.

Johanna traf sich schon längere Zeit mit einem Typen aus der Discoszene. Ich hatte nichts dagegen, denn ich war mit meinen beruflichen Problemen beschäftigt. Diese hatten mich mehr belastet, als das bei einem »normalen Menschen« der Fall ist und somit konnte ich mich auch nicht so intensiv um Johanna kümmern.

Zudem übernachtete ich ja auch immer noch hin und wieder bei Elena. Ich fand es gut, dass Johanna sich Freundschaften suchte, die sie pflegte, denn so was hatte ich nie gekonnt. Mit der Zeit wirkte sie jedoch immer nachdenklicher und in sich gekehrter. Sie unterhielt sich seltener mit mir, kam später in meine Wohnung und saß manchmal grübelnd am Abendbrottisch. Dann wollte sie plötzlich weniger Körperkontakt mit mir haben und drehte sich im Bett von mir weg, um gleich einzuschlafen. Wenn sie morgens aufstand, wollte sie mir keinen Kuss mehr geben und ging einfach in ihre Wohnung runter. Viel zu spät konfrontierte ich sie eines Abends mit diesen Fakten.

Da schrie sie mich unerwartet an: »Trenn dich endlich von mir!« Ich verstand die Welt nicht mehr und sagte ihr verzweifelt, dass ich mich gar nicht von ihr trennen wollte. Sie erwiderte nichts darauf, sondern legte sich einfach ins Bett und stand am nächsten Morgen auf, ohne mich noch zu beachten. Abends rief ich dann immer wieder bei ihr an, doch sie war nicht einmal mehr telefonisch erreichbar. Ihre Tür hatte sie von innen abgeschlossen und die Klingel ausgestellt. Auf mein Klopfen oder Rufen reagierte sie nicht. Erst da beschlich mich eine fürchterliche Ahnung und ich rief sie panisch im Dauerrhythmus an. Nach meinem wohl hundertsten Anrufversuch ging Johanna plötzlich an den Apparat. Sie ließ mich gar nicht zu Wort kommen, sondern schrie völlig hysterisch in den Hörer: »Es ist vorbei mit uns, ich hab jetzt Sascha und mit dir reicht es mir endgültig, es ist aus mit uns, einfach aus!«

Dann knallte sie den Hörer auf. Meine Panik sprang von innen gegen meine Schädeldecke und kreischte: »Sie ist weg und hat dich alleine gelassen. Du bist jetzt alleine, wie damals im Brutkasten, als du um dein Leben kämpfen musstest, ist dir das klar? Alleine, alleine, alleine!«

Bumm, bumm, bumm! Das waren keine Explosionen, sondern mein Herz, das gerade angefangen hatte zu rasen. Ich war von einem Menschen verlassen worden, der mich zehn Jahre meines Lebens begleitet hatte. Es war ein Moment, in dem die Wände auf mich zuzukommen schienen und mir jemand den Boden unter den Füßen wegzog.

Ich konnte nicht mehr und teilte Elena das Desaster schockiert mit. »Kann ich heute Nacht bei dir schlafen«, fragte ich sie verzweifelt, während ich dabei plötzlich das Gefühl bekam über meinem Körper zu schweben. Sie sagte mir zu, und ich zog mir gerade schwitzend meine Schuhe an, da klingelte das Telefon. Es war Johanna. Sie ließ sich auf keine weitere Diskussion mit mir ein, sondern forderte sofort ihren Wohnungsschlüssel von mir zurück. Den konnte sie haben: Ich warf ihn im Treppenhaus vor ihre Tür.

»Du kommst sowieso zu mir zurück«, schrie ich und wankte benommen in Richtung Bahnstation. Auf dem Weg zu Elena rief ich Johanna an. Ich schrie sie wieder an und das gesamte Abteil hätte zuhören können, wenn sich jemand darin befunden hätte.

»Samantha habe ich regelmäßig in meiner Bude durchgevögelt! Und weißt du was? Ich hab's genossen!«

»Das reicht jetzt«, schrie Johanna und legte auf.

Als ich bei Elena ankam, war ich nicht ansprechbar und mein Körper fühlte sich stumpf und taub an, wie nach einem Nervengiftanschlag. Elena gab mir Beruhigungstropfen, von denen mir schwindelig wurde. Mein Herz raste unaufhörlich weiter. So etwas war mir in meinem ganzen Leben noch nicht passiert.

Erneut versuchte ich, Johanna anzurufen, doch sie ging nicht mehr ans Telefon.

Was mir in den Wochen danach widerfuhr, war eine dramatische und harte Erfahrung. Zuerst konnte ich nicht mehr schlafen. Als es mir nach vier Tagen schließlich doch gelang, war ich nach wenigen Stunden wieder wach. Wirre Träume suchten mich heim, an die ich mich morgens beim besten Willen nicht mehr erinnern konnte, doch beim Aufwachen schoss es mir augenblicklich durch den Kopf:

»Sie ist weg und du bist alleine!«

Bumm, bumm, bumm! Sofort fing mein Herz wieder an zu rasen und dieser Zustand änderte sich den ganzen Tag nicht. Ich konnte nichts mehr essen, machte mir fürchterliche Vorwürfe, wurde von massiven Schuldgefühlen heimgesucht, erlitt Wutanfälle und Rachegelüste mit schlimmen Gewaltvorstellungen, hielt mich für einen Totalversager und zum allgegenwärtigen Herzrasen gesellte sich manchmal noch Ohrensausen. Meine Libido war auf Null und ich hatte mehrfach Suizidgedanken, wie ich sie zuletzt erlebt hatte, als ich etwa fünfzehn Jahre alt war.

Ich weiß nicht, wie ich es in den Wochen, in denen mich dieser Zustand beherrschte, bewerkstelligt habe zur Arbeit zu gehen. Ich funktionierte nur roboterhaft und nahm stumm die Befehle meines Arbeitgebers entgegen, mich ständig in Gedanken auf den Feierabend konzentrierend. Einzig und allein die Tatsache, dass ich massive Angst hatte durch eine Krankmeldung meinen Job zu verlieren, hielt mich davon ab, wegen meines Gesundheitszustands einen Arzt zu konsultieren.

Meine private Zukunft sah für mich hoffnungslos aus, denn nichts sollte mehr so sein wie es mal war. Ich dachte, nie mehr eine Frau zu finden, die zu mir passen würde. Das Schlimmste stand mir aber noch bevor, denn Elena verreiste für zwölf Wochen nach Griechenland und ich musste in meine Wohnung zurückkehren. Nicht dass sie mir verboten hatte, ihre Wohnung in der

Zeit zu benutzen, doch mir war klar, dass ich »da durch musste«. Ich musste in meiner eigenen Wohnung mit meiner eigenen Einsamkeit klarkommen, so schlimm es auch für mich werden sollte – und das wurde es!

Am Abend an dem Elena abgeflogen war, befiel mich entsetzliche Panik beim Gedanken an meine leere Wohnung. Außerdem musste ich an Johannas Tür vorbeigehen, weil meine Wohnung sich einen Stock höher befand. Das Gefühl, sie wäre jetzt mit ihm da drin, machte mich zusätzlich fertig. Als ich meine Wohnungstür aufschloss, gähnte mir der dunkle Flur wie der monströse Rachen eines Ungeheuers entgegen. Ich traute mich kaum, über die Schwelle zu gehen.

Da klingelte das Telefon und Johanna war dran. Sie hatte gemerkt, dass ich ins Haus gekommen war und bedankte sich bei mir für den Liebesbrief, den ich ihr Tage zuvor geschrieben hatte.

Ich heulte »Rotz und Wasser«. Wenn man jemandem davon eine Aufnahme vorgespielt hätte, wäre das höchstwahrscheinlich Körperverletzung gewesen. Doch sie blieb stur: »Ich habe Sascha und mit uns ist es vorbei, doch wir können ja gute Freunde bleiben.«

Ich lehnte ihr Angebot dankend ab. Was ich einst von Elena gefordert hatte, war ich nun selbst nicht bereit zu geben. Wieder konnte ich nicht schlafen – wie lange konnte das gut gehen?

Die See war rau, Sturm peitschte das Wasser auf und das Boot schaukelte hin und her. Die beiden Soldaten zielten mit geladenen Maschinenpistolen auf den Mann, der mit gefesselten Händen auf dem Boden des Boots saß. Er sollte hingerichtet werden und seine letzte Stunde hatte geschlagen.

Mit einem Mal sprang der Mann auf und hechtete über die Reling. Er klatschte ins Meer und tauchte unter. Die Soldaten eröffneten das Feuer auf die sturmgepeitschte See, aber der Gefangene war ihnen offenbar entkommen. Da tauchte er wieder auf und wurde kreischend in die Höhe katapultiert, während das Wasser zu allen Seiten wegspritzte.

Er steckte bis zur Brust im Rachen eines weißen Hais, der mit ihm aus dem Meer sprang. Schreiend schlug der

Mann im Todeskampf auf die Schnauze des Monsters ein, das ihn dabei genüsslich verspeiste, während die Soldaten sich ansahen und gehässig lachten.

Schweißgebadet wachte ich auf und starrte auf die gegenüberliegende Wand meines Zimmers. »Sie ist weg und du bist alleine«, schoss es mir durch den Kopf und die Nacht war für mich vorbei.

An meinem Arbeitsplatz erzählte ich nichts von meinen privaten Problemen, man merkte mir auch nichts an. Immer wenn ich abends in meine dunkle und leere Wohnung kam, beschlich mich jedoch weiterhin das unheimliche Gefühl, von ihr verschluckt werden zu können. Wenn ich den Fernseher einschaltete, fürchtete ich mich schon vor dem Moment des Abschaltens, denn dann wurde es augenblicklich dunkel und still um mich herum. Manchmal befiel mich regelrechte Panik, dass mir aus dieser eisigen Stille plötzlich ein kalter Hauch ins Ohr flüstern könnte: »Ich bin's, die Einsamkeit – wie gefällt es dir, mit mir zusammen zu sein?«

Einsamkeit war für mich wie das Ende der Welt. Ich legte mich ins Bett und wartete auf die Apokalypse. Doch da konnte ich lange warten, denn am nächsten Morgen wachte ich auf und stellte fest, dass ich die Einsamkeit überlebt hatte. Und die Nacht daraufhin wieder, und dann wieder, und wieder, und wieder ... Wie viel Willenskraft ich dafür aufbringen musste, diesen »kalten Entzug« durchzustehen, kann ich nicht mehr sagen. Es war extrem hart, das weiß ich auf jeden Fall.

Ich war gerade über das Schlimmste weg, da klingelte eines Nachmittags mein Handy, als ich gerade auf dem Weg von der Arbeit nach Hause war. Johanna war am Apparat und klang sehr aufgewühlt und irritiert: »Bitte leg nicht auf, ich habe mit Sascha Schluss gemacht. Lass uns reden. Verzeih mir und lass uns nachher bei dir treffen. Ich erkläre dir alles!«

Ein Gefühl der Hoffnung und Erleichterung machte sich in meinem Herzen breit.

Ich behandelte Johanna trotzdem kühl und distanziert, denn sie hatte mich zuvor ja sehr verletzt und ich traute ihr zugegebenermaßen auch nicht.

»Gut, dann nachher in meiner Wohnung, du klingelst«,

sagte ich und freute mich darauf, sie wiederzusehen. Schnell kaufte ich einen Strauß Blumen und eilte nach Hause, doch als ich meine Wohnungstür gerade aufgeschlossen hatte, klingelte drinnen das Telefon. Ich ging schnell ran, und Johanna war am Apparat, sie sagte: »Ich hab mich geirrt und komm nicht zu dir zurück. Es war ein Fehler dich anzurufen, ich bleibe bei Sascha – es ist aus!«

Meine Knie wurden weich wie Butter und ich schrie sie an: »Du brauchst dringend psychiatrische Hilfe.«

Dann knallte ich den Hörer auf. Bumm, bumm, bumm! Da war es wieder, dieses schreckliche Herzrasen. Ich warf die Blumen in die Ecke und sofort hatte ich das Gefühl, jemand würde mir den Boden unter den Füßen wegziehen. Ich sackte mitten im Wohnzimmer zusammen. Am Boden krümmte ich mich in die Embryonalstellung und erlitt einen fürchterlichen Nervenzusammenbruch.

Von da an nahm ich mein Handy nicht mehr mit und stellte auch meinen Hausapparat auf stumm. Die folgenden Wochenenden nutzte ich, um in neue Diskotheken zu gehen und mir dort den Kummer von der Seele zu feiern. Unter der Woche trieb ich vermehrt sehr anstrengendes Krafttraining und bekam dadurch immer breitere Schultern. Außerdem fuhr ich mit dem Rad zu meinen Eltern und diskutierte mit ihnen meine Lebenssituation. Freunde hatte ich ja nun mal keine.

Langsam glätteten sich die Wogen und ich kam tatsächlich besser mit der Stille und der Dunkelheit in meiner Wohnung zurecht. Zudem hatte ich mich einigermaßen damit abgefunden, dass Johanna mich verlassen hatte. Sie würde wohl nicht mehr zu mir zurückkommen.

Meine Arbeit versuchte ich ordentlich zu erledigen und lenkte mich damit zugleich von meinen Problemen ab. Plötzlich wusste ich, dass ich eine neue Freundin finden würde. Mein Bauchgefühl sagte mir, dass es schon in allernächster Zeit sein würde.

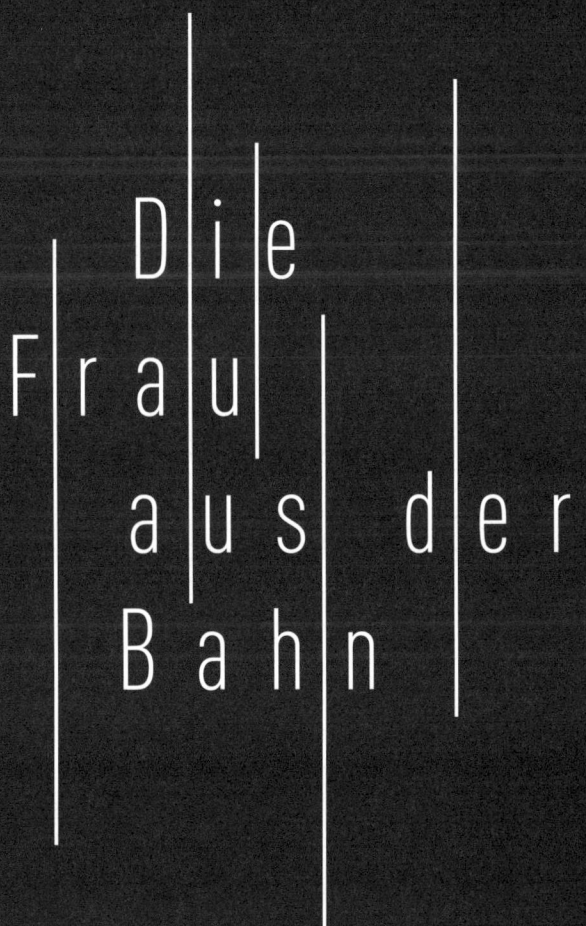

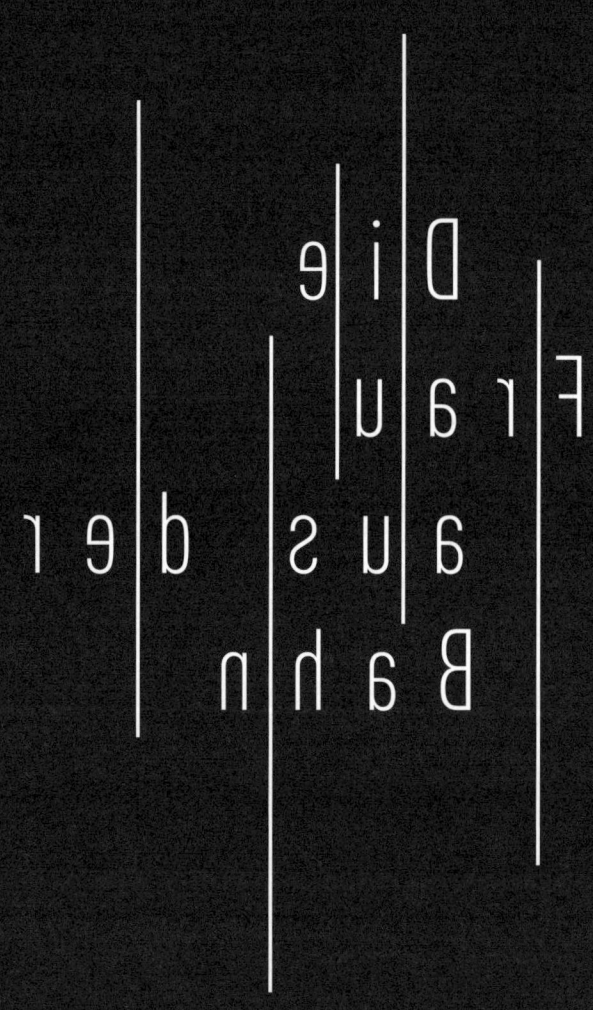

Wenig später fuhr ich eines Freitagabends mit der Bahn zu einer Diskothek. Als wir gerade die Station Hauptbahnhof-Süd verließen, legten sich im Waggon mehrere renitente Teenagermädchen mit einem besoffenen Penner an. Die Mädchen kreischten dabei hysterisch herum und als sie ausstiegen, bespritzte der genervte Penner sie mit Dosenbier. Das war vielleicht ein Theater. Auch die zwei Frauen, die mir gegenübersaßen, verzogen angewidert ihre Gesichter.

Die eine war blond, die andere dunkelhaarig. Die Blonde fand ich zwar besser, aber die Dunkelhaarige beobachtete mich schon seit mehreren Stationen.

»Diese Gören würde ich ans Heizungsrohr ketten, wenn es meine wären«, sagte ich zur Dunkelhaarigen und sie fing an schallend zu lachen. Sofort kam ich mit ihr ins Gespräch.

Die Blonde wohnte nicht in Hamburg, die Dunkelhaarige schon. Sie kam aus Bayern, war vier Jahre älter als ich und arbeitete in einer bekannten Hamburger Firma. Die beiden fuhren auch in die Richtung, in die ich unterwegs war. Gemeinsam stiegen wir in der Station St. Pauli aus. Schließlich machte ich ihnen den Vorschlag in den Club mitzukommen, in den ich gehen wollte, da ich dort freien Eintritt hatte und Leute mitbringen durfte. Die zwei Frauen änderten ihren Plan und kamen mit. Im Club lud mich die Dunkelhaarige zu einem Bier ein, wir prosteten uns zu, unterhielten uns eine Weile und gingen dann gemeinsam auf die Tanzfläche.

Im Laufe des Abends kamen wir uns immer näher und mit einem Mal hatte ich meine Zunge in ihrem Mund. Den ganzen Abend ging es so weiter: Zunge im Mund, Biertrinken, Tanzen. Schließlich tauschten wir unsere Nummern aus und fuhren getrennt nach Hause.

Am nächsten Tag wollten wir uns wiedersehen. Ich rief sie an und sie wollte mich abends besuchen. Dagegen hatte ich nichts, denn ich versuchte mit Gewalt, eine neue Beziehung zu jemandem aufzubauen. Ich dachte nun die Auserwählte gefunden zu haben, da ich ein Bestimmungsschicksal hinter unserer Begegnung vermutete. Abends erschien sie bei mir, ich machte uns einen Tee und wir erzählten uns gegenseitig aus unserem

Leben. Dass meine »Ex« transsexuell war, wollte ich ihr nicht sagen. Sie erzählte mir von ihrem »Ex«, mit dem sie sich wohl hin und wieder noch traf, den sie angeblich aber nicht mehr liebte.

Seltsam, dass sie gleich so persönliche Dinge von sich preisgab. In den paar Wochen, die wir zusammen waren, wiederholte sie diese Aussage übrigens oft, während sie dabei, wie in Trance, einen glasigen Blick bekam und ihr Mund sich zu einem kindlichen Schmollen verzog. Im Nachhinein denke ich, dass sie ihn immer noch liebte, was sie mir ruhig hätte gestehen können.

Als ich ihr von meiner damaligen Arbeit in einer Schwulensauna berichtete, erzählte sie mir etwas, was ich kaum für möglich gehalten hatte. Sie meinte: »Ich habe einen Bekannten, der aus meiner Heimatstadt kommt und auch in Hamburg arbeitet. Er ist schwul und sein Freund, der Verkäufer in einem Klamottenladen ist, ebenfalls. Dieser Freund wohnt in Hamburg und hat noch zwei weitere Brüder, von denen einer sich sogar zur Frau umwandeln ließ.«

Sie beschrieb diese Familie näher und nannte die Namen. Da wurde mir schlagartig klar, dass sie von Johanna und ihren zwei Brüdern sprach. Da lernte ich in der vollen Bahn eine Frau kennen und sie wusste über meine Ex und deren Familie Bescheid. Spätestens in diesem Moment deutete ich unser Aufeinandertreffen als ein klares Bestimmungsschicksal und das Geschenk einer höheren Macht.

Da sie auch einen schwulen Freund hatte, ging ich davon aus, dass sie eine tolerante Person war und packte aus. Ich gestand ihr, dass der »operierte Mann« meine Ex war, die in der Wohnung unter mir wohnte und einen neuen Typen namens Sascha hatte. Da sah sie mich völlig verdutzt an. Später ging sie nach Hause und wir wollten uns am nächsten Tag bei ihr treffen.

Am nächsten Abend kochte sie für uns. Hinterher saßen wir auf dem Sofa vor dem Fernseher und knutschten miteinander. Die ganze Zeit lag dabei diese spezielle Spannung in der Luft, wenn beide mehr wollen, aber niemand sich traut, den Anfang zu machen. Doch mit einem Mal schafften wir es, diese Barriere zu durchbrechen und lagen gemeinsam nackt auf dem Sofa. »Ich will noch nicht mit dir schlafen, das hat doch Zeit«, sagte sie. Ich fand das nicht schlimm, denn ich dachte schließlich an die Bestimmung, die hinter unserem Aufeinandertreffen steckte und dass mir damit die Frau fürs Leben zugeflogen sei. Endlich eine ganz normale Frau, die nicht so kompliziert ist wie die ganzen Transsexuellen, schlussfolgerte ich aus meinen Vermutungen und genoss es, wie sie sich gefühlvoll mit gewissen Körperteilen von mir beschäftigte. Zukünftig übernachtete ich regelmäßig bei ihr und fuhr dann gleich morgens zur Arbeit.

Anfänglich hatte ich auf der sexuellen Ebene einige Schwierigkeiten mit der Nähe zu dieser fremden Frau. Nach und nach tasteten wir uns vor, normalen Geschlechtsverkehr miteinander ausüben zu können, was nach kurzer Zeit auch prima funktionierte. Die Erkenntnis, auch mit einer normalen Frau schlafen zu können, nahm mir schließlich eine weitere Angst. Plötzlich konnte ich nicht mehr genug davon kriegen, mit ihr ins Bett zu gehen.

Das Erste was mir merkwürdig vorkam, als wir uns dauerhaft sahen, war der obligatorische halbe Liter Bier, den sie pro Abend zu sich nahm. Sie bemerkte meinen erstaunten Blick, als die Blechdose wiederholt in meinem Blickfeld auftauchte und sagte: »Feierabendbier.« Doch manchmal waren es dann schon zwei Dosen, die sie austrank.

Sie erzählte mir auch von ihren Eltern und ich hörte heraus, dass ihr Verhältnis zu ihnen wohl eine Art Hassliebe war. Doch dabei ging sie nie ins Detail.

Ihre Katze war hingegen ein zentraler Bestandteil ihres Lebens und wurde von ihr wie eine gute Freundin behandelt. Ging es der Katze schlecht, hatte sie auch schlechte Laune. Die Katze bekam von ihr besondere Aufmerksamkeit. »Wenn Menschen leiden, ist mir das egal, nur bei Tieren habe ich Mitleid«, sagte sie einmal. Das waren Worte, die mich nachdenklich machten.

Beim Sex wurde sie auch immer merkwürdiger, denn ich hatte das Gefühl, dass sie mich nur körperlich an sich heranließ – emotional hielt sie mich auf Abstand. Gleichzeitig verlangte sie mit einem Mal, dass ich solche komischen Rollenspiele mit ihr durchziehen sollte.

»Ich war ein unartiges, kleines Mädchen, werde ich dafür jetzt bestraft?«, fragte sie mich mit einem infantilen Unterton in der Stimme. Dann wollte sie von mir beim Sex kräftig auf den Hintern geschlagen und an den Haaren gezogen werden. »Schlag mich«, schrie sie dabei. Anfänglich fand ich das ja noch ganz lustig und hielt es nur für eine kurzzeitige Laune von ihr, doch sie wollte es plötzlich nur noch so haben. Gleichzeitig schuf sie wohl innerlich immer mehr Abstand zu mir.

Wenn sie nach dem Sex neben mir im Bett lag, drehte sie sich immer weg und dann hatte ich den Eindruck, sie läge wach da und grübelte. Manchmal seufzte sie auch zwischendurch sehr tief. Einmal, als ich eingeschlafen war, schrie sie plötzlich mitten in der Nacht auf.

»Was ist passiert?«, fragte ich erschrocken.

»Du hast mich gekniffen«, beschwerte sie sich.

Tatsächlich. Ich hatte sie gekniffen, während ich schlief, was sich danach noch ein paar Mal wiederholte. Mein Unterbewusstsein registrierte anscheinend, dass die Person, die neben mir im Bett lag, sich nicht auf mich einlassen konnte. Ich wollte sie deswegen wohl unbewusst auf Abstand halten. Pro Abend trank sie nun mindestens zwei Bier und einmal lag ein Antidepressivum in ihrem Badezimmer auf der Konsole. Als ich wissen wollte, wozu das gut wäre, erklärte sie, ein Aknemittel nehmen zu müssen, das Depressionen auslöse. Doch das Medikament hatte keine Nebenwirkungen dieser Art, wie ich im Internet herausfand.

Und was war das für ein brauner Klumpen, der auf ihrem Couchtisch lag, als ich eines abends zu ihr ins Wohnzimmer kam?

»Wenn die in meiner Firma wüssten, was ich für eine Kifferin bin?«, kicherte sie.

Sie hatte auch ein Auto und oft fuhr ich mit. Als sie eines Morgens den Schlüssel ins Zündschloss steckte, zitterte ihre Hand dabei merklich. Ich fragte sie, warum das so war.

»Na, das kommt vom Alkohol«, sagte sie in einem selbstverständlichen Ton, um meine Entdeckung damit wohl zu bagatellisieren. Im Straßenverkehr hupte und pöbelte sie immer nur, es konnte ihr nie schnell genug gehen und alle anderen Verkehrsteilnehmer waren in ihren Augen Idioten. Nur sie hatte Vorrecht.

Eines Abends, als wir bei ihr im Wohnzimmer waren und fernsahen, wollte sie plötzlich noch schnell Zigaretten holen. Der Automat war nicht weit vom Haus entfernt. Nach zehn Minuten kam sie, völlig außer Atem, wieder zur Wohnungstür herein. Als ich sie fragte, was passiert sei, erzählte sie, von zwei Typen auf der Straße verfolgt worden zu sein.

Dann sagte sie: »Ich zieh hier aus, weil ich es in dieser Gegend nicht mehr aushalte. Lass uns zusammenziehen! Wenn wir das nicht machen, ist es mir auch egal, aber ich zieh hier aus; und zwar auch ohne dich!«

Dass die Gegend schlimm war, hatte sie vorher nie erwähnt. Ihr Theater spielte sie sehr gut, doch ich war eben ein Mensch, der viele Dinge durchschaute und trotzdem nichts sagte. Was sie an dem Abend veranstaltet hatte, war ein klarer Manipulationsversuch, was mir in dem Moment sofort klar war. Ich wollte nicht mit ihr zusammenziehen, auch später war das kein Thema.

Doch das Theater ging erst richtig los, als ich ihr gutgläubig meinen Wohnungsschlüssel in die Hand drückte. Eines Abends unterhielt ich mich mit ihr über die Geschlechtsumwandlung von Johanna und die fürchterlichen Wochen, die wir damals gemeinsam durchgemacht hatten. Da meinte sie plötzlich: »Johanna ist für mich ein Mann, auch wenn sie sich tausendmal operieren lassen würde.«

Mich ärgerte diese primitive und unglaublich ignorante Sichtweise. Ich beschwerte mich bei ihr, wie sie meinen Kummer von damals, den ich ihr anvertraut hatte, so mit Füßen treten konnte. Aber sie sagte nur: »Dann haben wir eben unterschiedliche Meinungen, ganz einfach.«

Meine nächste Tätowierung plante ich auch und zeigte meiner neuen Freundin das Motiv, damit sie mir ihre Meinung dazu sagen konnte, denn schließlich hatte sie mich mit Tatoos kennengelernt und sie hatte auch eins. »Ich will nicht, dass du dich tätowieren lässt«, sagte sie einfach. Ich fragte sie, warum sie das nicht wolle, aber ihre kindlich-trotzige Antwort lautete: »Solange du mit mir zusammen bist, lässt du dich eben nicht tätowieren, basta!«

Ich ignorierte ihre »bescheuerten« Machteskapaden, mit denen sie bei mir ja genau beim Richtigen gelandet war. Wenn der passende Zeitpunkt gekommen wäre, hätte ich mich einfach tätowieren lassen.

Eines Samstagabends hatte ich vor, sie zum Pizzaessen zu mir nach Hause einzuladen. Die halbe Woche freute ich mich schon darauf, die Zutaten hatte ich frisch gekauft und bereitete mühevoll ein leckeres Abendessen für uns zu. Ich hatte mit ihr neun Uhr ausgemacht.

Als sie um halb zehn noch nicht da war, rief ich sie an. Sie machte am Apparat einen total benebelten Eindruck. Anscheinend hatte sie was geraucht.

Als sie um viertel nach zehn in meiner Wohnung erschien, war sie völlig zugekifft und alkoholisiert. Sie setzte sich stumm an den Tisch, schlang fünf Stücke Pizza in sich hinein, kommunizierte überhaupt nicht mit mir und legte sich schließlich ins Bett, um sofort einzuschlafen. Ich wunderte mich über so viel Achtlosigkeit. So etwas hatte ich mit den ganzen Transsexuellen, die teilweise noch als Huren tätig waren, nie erlebt.

Nach einer Stunde stand sie auf, trank ein mitgebrachtes Dosenbier, rauchte eine Zigarette auf dem Balkon, stopfte sich noch ein Stück Pizza rein und legte sich nackt aufs Bett.

»Fickst du mich?«, fragte sie mich dabei infantil. Nach dem Sex schlief sie sofort wieder ein und der Samstagabend war damit zu Ende.

Ich kochte innerlich vor Wut und augenblicklich beschloss ich, ihr eine stille Bewährungsprobe aufzuerlegen. Ich bettelte regelrecht darum, dass sie diese nicht bestehen würde, damit ich sie hinterher »auf den Mond schießen« konnte.

Zwei Wochen danach wollten wir in eine Diskothek fahren. Ich kam erst spät nach Hause und sagte ihr, dass sie schon mal in meine Wohnung gehen sollte. Als ich heimkam, stand sie auf dem Balkon, rauchte eine Zigarette und winkte mir von weitem zu.

Kaum das wir uns begrüßt hatten, sagte sie aus heiterem Himmel zu mir: »Meine Mutter hat mich angerufen und drohte mir damit, Selbstmord zu begehen. Ich kann heute Abend nicht mit dir feiern und muss jetzt sofort weg!«

Ihre Eltern wohnten in einer bayrischen Stadt. Was hätte sie in dem Fall also wirklich für ihre Mutter tun können, was sie nicht auch von meiner Wohnung aus hätte erledigen können? Schön zurechtgemacht, wie ich es selten bei ihr gesehen hatte, hauchte sie mir, von der Wohnungstür aus, ein Küsschen zu und sagte: »Es hat nichts mit dir zu tun, wir telefonieren morgen, ade!«

Dann verschwand sie einfach und einen besonders besorgten Eindruck machte sie dabei nicht auf mich, denn vergnügt summend hüpfte sie die Treppen hinunter und lief telefonierend zu ihrem Wagen.

Wo sie wohl hinwollte? Auf jeden Fall nicht nach Hause, doch das war mir egal, denn sie hatte die ihr auferlegte Bewährungsprobe, dass sie mich nicht noch einmal enttäuschen durfte, nicht bestanden.

Pech gehabt, denn ich hatte soeben beschlossen, sie eiskalt abzuservieren.

Ich fuhr alleine in die Diskothek und feierte mir die Enttäuschung von der Seele. Am Sonntag verließ ich ohne das Handy meine Wohnung, wobei ich die Tür mit einem Zusatzschloss, für das sie keinen Schlüssel hatte, verriegelte und fuhr zu einem Fitnessklub, um dort zu trainieren und in die Sauna zu gehen.

Als ich abends nach Hause kam, stellte ich fest, dass sie schon einige Male auf beiden Telefonen angerufen hatte – was für ein Theater! Genau in dem Moment klingelte wieder mein Handy, sie war dran. Vorwurfsvoll fragte sie mich: »Wo warst du den ganzen Tag, ich kam nicht in deine Wohnung, denn sie war verriegelt, warum hast du das gemacht?«

»Es ist Schluss mit uns«, kam es aus mir heraus und ich fing vor Wut an zu heulen. Ich war wütend auf mich selbst, weil ich diese Person in der Meinung, die Liebe fürs Leben gefunden zu haben, so nah an mich herangelassen hatte. Hinter unserem Aufeinandertreffen und den anfänglichen Begleitumständen hatte ich »göttliche Bestimmung« vermutet.

»Ich hole mir morgen meinen Schlüssel bei dir ab und gebe dir deinen zurück«, schluchzte ich.

»Warum ist Schluss?«, fragte sie verwirrt und entrüstet. Doch ich wollte mich auf keine Diskussionen mehr einlassen und fuhr am nächsten Tag zu ihr. Als ich bei ihr saß, hatte ich das Gefühl, sie hätte gerne gesehen, dass es mir schlecht ging, damit sie mit diesem Gefühl nicht alleine auf der Welt war. Doch beim Gedanken daran, meinen ersehnten Schlüssel wieder in der Hand zu halten, ging es mir sehr gut. Dann versuchte sie mich zu verführen, aber ich ließ mich nicht darauf ein. Als ich meinen Schlüssel hatte, fühlte es sich an, als wenn man mir einen Sack Zement von den Schultern genommen hätte.

Erleichtert verließ ich ihre Wohnung und mit jedem Schritt, den ich mich von ihrem Haus entfernte, ging es mir besser. Mein Bauchgefühl sagte mir, dass es höchste Zeit gewesen war so zu handeln.

Doch der Terror ging noch weiter, denn sie begann damit, mich dauernd anzurufen. Ich ging natürlich nicht ran und mein armer Anrufbeantworter wurde durch ihre Verbal-Onanie gehörig misshandelt. Bei jedem weiteren Anruf hörte sie sich immer benebelter und vollgedröhnter an. Dutzende Male quakte sie mir den Anrufbeantworter innerhalb weniger Tage voll, meistens in den Abendstunden.

Eine Woche später ging ich dann doch ran und sie offenbarte mir, nichts dagegen zu haben, wenn wir uns wenigstens noch zum Sex treffen würden. »Gleich jetzt?«, fragte ich sie.

Sie willigte sofort ein und ich fuhr zu ihr. Wirklich Lust hatte ich dabei keine und ich bekam nicht einmal mehr eine richtige Erektion. Ich glaubte zu spüren, dass sie uns beide mit dieser Aktion bestrafen wollte. Diese Vermutung bestätigte sie mir auch kurz danach während eines Telefonats: »Wir werden nie wieder Sex miteinander haben, vergiss es!«

Neugierig wollte ich wissen, warum sie das beschlossen hatte, doch sie sagte nur trotzig:

»Es ist eben so, da musst du dich jetzt mit abfinden.«
Oh ja, das hatte ich bereits! Ich sagte ihr souverän, dass
mir das völlig egal sei.

»Oh, da ist jetzt aber jemand verletzt«, kicherte sie daraufhin infantil. Die Botschaft, die sie mir nahebringen
wollte, lautete wohl: »Wenn ich schon so leiden muss,
dann leidest du mit!«

Das war also eine ganz normale Durchschnittsfrau, die
in einer großen Firma einem ganz normalen Beruf
nachging. Sehr interessant!

Da es die Möglichkeit gab, von öffentlichen Telefonzel-
len aus SMSen zu schreiben, tat ich das hinterher mehrfach. Was ich ihr schreiben wollte, war nicht nett und
ich wollte vermeiden, dass sie anderen zeigte, was ich
vom Stapel ließ. So konnte sie nicht öffentlich machen,
was für ein Bösewicht ich doch war, denn das traute ich
ihr nämlich durchaus zu. In diesen anonymen Nachrichten nannte ich sie zum Beispiel: kontrollgeile Psy-
chotante, elterngeschädigte Selbsthasserin oder men-
schenverachtende Lügnerin – was ich einfach loswerden
musste, weil ich ihr nicht verzeihen konnte, wie unehr-
lich sie mit mir umgegangen war.

Heute vermute ich ein Borderlinesyndrom hinter ihren
schrägen Verhaltensweisen, doch ich bin kein Psychiater und so bleibt das reine Spekulation. Dann war ich
eben wieder Single, doch das gefiel mir mit einem Mal,
denn lieber war ich alleine als mit einer Frau, in deren
Anwesenheit mich das Gefühl befiel, keine Luft mehr
zu bekommen.

Dann erhielt ich eine SMS von Johanna. Ich war überrascht, denn von ihr hatte ich seit Monaten nichts mehr
gehört. Sie schrieb: »Das mit Sascha war ein Griff ins
Klo, er ist weg.«

Neugierig rief ich sie an und es tat mir gut, ihre Stimme
zu hören. Sie fragte mich, ob ich zu ihr kommen wolle,
um mir die ganze Geschichte anzuhören. Ich überlegte
zuerst, ob ich mir das noch antun sollte, aber dann ging
ich zu ihr. Sie erzählte mir, Sascha habe sie ausgeführt,
ihr Komplimente gemacht, sie bezirzt und ihr verspro-
chen, sie in Las Vegas zu heiraten. Gleichzeitig hatte er
Johanna gedrängt mich zu verlassen, da ich mich ja eh
nicht um sie kümmere und somit auch garantiert kein

Interesse an ihr habe. Ihre Zweifel an seinen Interpretationen versuchte er beiseite zu schlagen. »Es war großes Glück, dass uns das Leben zusammengeführt hat, gib unserer Zweisamkeit doch noch eine Chance, riskier mal was!«

Nachdem Johanna sich von mir getrennt hatte, kümmerte er sich einige Zeit um sie, doch plötzlich musste er, mit der Entschuldigung seine Mutter sei so entsetzlich krank, um drei Uhr nachts immer wegfahren. Schließlich meldete er sich bei ihr immer seltener und war immer schwieriger erreichbar.

Auch seine sexuellen Vorlieben wurden immer extremer und schweinischer, bis sie schließlich in eine sadomasochistische Richtung gingen. Da reichte es Johanna und sie machte mit ihm Schluss. Er heulte und wütete deswegen wie ein kleines Kind, warf sich vor ihr mit gefalteten Händen auf die Knie und jammerte dabei: »Sei doch nicht so gefühlskalt und herzlos zu mir, ich muss mich um meine kranke Mutter kümmern und zwei kleine Kinder habe ich auch noch!«

Diese Kinder können einem einfach nur leidtun. Johanna entschied sich nach seinem Manipulationsfeldzug doch wieder für ihn. Das geschah an dem Tag, an dem sie mich zweimal hintereinander angerufen und ich den Nervenzusammenbruch erlitten hatte. Danach kümmerte er sich wieder um sie bis seine Bemühungen erneut schwächelten und er sich irgendwann gar nicht mehr bei ihr meldete.

Da erinnerte sich Johanna daran, dass dieser Sascha mal sehr schlecht über seine Ex gesprochen hatte, deren vollen Namen und Arbeitsplatz er ihr auch genannt hatte. Johanna rief in dieser Firma an und ließ sich mit Saschas Ex verbinden, die ihr gerne die ganze Wahrheit über ihn erzählte. Er wohnte nicht, wie von ihm behauptet, bei seiner Mutter, sondern mietfrei bei seiner jungen Freundin. Seine Ex hatte er außerdem beschimpft, bestohlen, betrogen und verprügelt. Gerne gab sie Johanna also den Namen und die Adresse von Saschas aktueller Freundin.

Schließlich bekam Johanna dadurch auch die Telefonnummer dieser Frau heraus und diese Nummer lag nun vor uns auf dem Tisch.

»Ich ruf sie an und erzähle ihr, was für ein Schwein ihr Typ ist«, sagte Johanna und sah mich an, als ob sie meine Zustimmung dafür brauchen würde.

»Meinetwegen, aber ich will da nicht mitmachen. Mach das alleine, ich geh in meine Wohnung«, sagte ich.

Später rief mich Johanna erneut an und teilte mir mit, Saschas Freundin alles erzählt zu haben. Sie war fassungslos über das, was sie erfuhr und versprach, noch am selben Abend vorbeizukommen.

Als sie da war, gab mir Johanna Bescheid, und ich ging runter in Johannas Wohnung, wo eine junge und attraktive Frau saß, die völlig verstört aus der Wäsche schaute. Wir schilderten ihr, was sich zugetragen hatte und sie saß nur noch stumm da, dabei wollte sie wohl am liebsten losheulen.

»Um halb vier in der Früh ist er immer nach Hause gekommen. Mir hat er gesagt, er hätte einen Job als Kurierfahrer«. Dann sagte sie nichts mehr und Tränen liefen ihr über die Wangen.

Sie fuhr nach Hause, packte eine Tasche und ging ins nächstbeste Hotel. Am Tag danach organisierte sie, zusammen mit ein paar Freunden, einen Transporter, in den seine Möbel geladen wurden, dann fuhren sie mit dem Wagen zu Saschas Mutter. Als Sascha, der gerade bei seiner Mutter war, vom Küchenfenster aus den Wagen vorfahren sah, kam er aus dem Haus gerannt, fiel mit gefalteten Händen vor seiner Freundin auf die Knie und begann zu jammern und zu heulen. Er flehte und bettelte wie ein kleiner Junge, doch das nützte ihm nichts mehr.

Mitten im strömenden Regen wurden seine Habseligkeiten auf die Straße gestellt. Ich glaube, dass es in dieser Welt eine ausgleichende Gerechtigkeit gibt.

Johanna und ich trafen uns hinterher manchmal zum Tee und besprachen, was geschehen war. Sie erklärte mir, dass sie sich vernachlässigt, von mir nicht genügend beachtet gefühlt und sich an irgendeinem Punkt gefragt hatte, »ob es das denn gewesen sein konnte«. Dann kam eins zum anderen und dieser Sascha, ein anabolikasüchtiger Discobodybuilder, nahm seine Chance wahr. Nun ja, irgendwann schlief Johanna wieder in meiner Wohnung. Erst nur sporadisch, dann öfter. Irgendwann hatten wir wieder Sex miteinander, was für mich sehr schön war und sich vertraut anfühlte. Da wurde mir klar, dass etwas passiert war, was ich nicht mehr für möglich gehalten hatte: Wir hatten wieder zueinander gefunden. Der Platz neben mir im Bett war wieder belegt und ich sah Johanna an, wie friedlich sie dort schlief. Ich hatte sie zurückbekommen, kaum zu glauben – aber wahr.

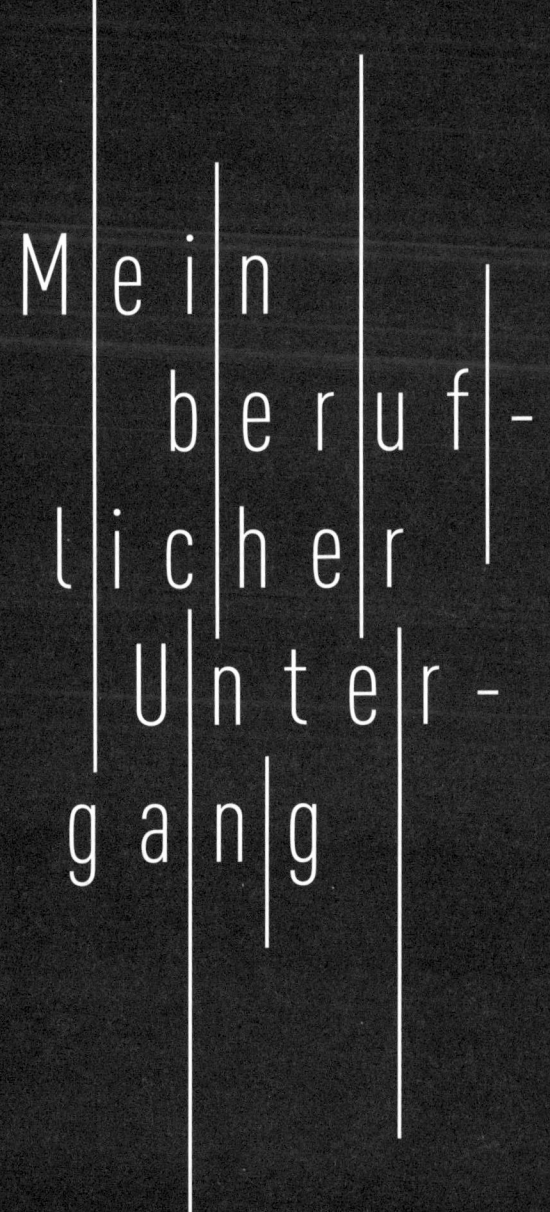

Mein beruf-
licher
Unter-
gang

Mein beruflicher Untergang

Nachdem wir wieder zueinandergefunden hatten, erhielten wir ein Wohnungsangebot in einer besseren Gegend. Unser Wohnviertel war immer schlimmer geworden: Schlägereien, Diebstähle und Raubüberfälle häuften sich. Wir zogen in die Wohnung, in der wir bis heute leben. Seitdem, scheint mir, haben unsere Erlebnisse und Erfahrungen uns noch mehr verbunden. Ich bin mit Johanna fast achtzehn Jahre zusammen, ich liebe sie mindestens so sehr wie sie mich. Jeden Tag sagt sie es mir und ich brauche es auch, das von ihr zu hören.

In den Jahren 2007 bis 2012 wechselte ich viermal meinen Arbeitsplatz. Durchschnittlich fünfzehn Monate verbrachte ich beim jeweiligen Arbeitgeber und jedes Mal sah ich mich irgendwann gezwungen, meinen Anwalt hinzuzuziehen. Einige der vielen Gründe, die mich dazu bewegten gegen diese Leute vorzugehen, will ich nachfolgend schildern.

In einer Firma, die ich schon nannte, gab es diese »Minusstundenregelung«. Trotz meines Angestelltenvertrags wurde mir für »Leerzeiten« vom Gehalt etwas abgezogen, obwohl es doch das Risiko des Firmeninhabers ist, wenn er seine Angestellten nicht ausreichend beschäftigen kann. Irgendwann wurde es mir zu viel und ich kopierte heimlich sämtliche Terminplanzettel, auf denen handschriftlich vermerkt war, dass man mir »Minusstunden« anrechnete. Es gab hinterher einen Riesenkrach, der darin endete, dass ich mich krankmeldete, meinem Anwalt die Beweise vorlegte und ihn auf meinen Arbeitgeber ansetzte.

Letztendlich erhielt ich natürlich die Kündigung und vorm Arbeitsgericht wurden mir nur sechzig Prozent des »gestohlenen« Geldes zugesprochen. Außerdem war das Arbeitszeugnis unter aller Kanone und ich musste noch einmal meinen Anwalt beauftragen, damit es korrigiert wurde.

In der nächsten Firma, die mich glücklicherweise nahtlos übernahm, kam das Gehalt immer erst am Zehnten des Monats aufs Konto, zudem war die Bezahlung sehr schlecht. Der Chef war ein Choleriker, der unvorbereitet lospöbelte, wenn ihm etwas nicht passte. Er beobachtete uns ständig, guckte während der Behandlungen sogar in die Massagekabinen, um zu überprüfen, wie seine Mitarbeiter die Patienten massierten. Die enge Küche dieser Praxis war der einzige Ort, an dem man sich in der Pause ausruhen konnte. Saß einem der schniefende und aggressive Praxisinhaber am Tisch gegenüber, hatte man das Gefühl, er könnte bei jeder Kleinigkeit gleich ausrasten. Dann wünschte man sich am liebsten nach Hause. Und nach Hause wünschte ich mich oft, wenn ich mich an diesem Arbeitsplatz befand. Eines Tages kam ich zu Dienstbeginn in die Praxis und wurde vom Chef angmeckert, weil ich angeblich schon eine Stunde früher einen Patienten gehabt hätte. Dies schien mir jedoch nur ein Vorwand zu sein. Vielmehr ahnte ich, dass gegen mich ein Komplott lief, denn der Termin war höchstwahrscheinlich nachträglich in den Plan eingetragen worden. Der Chef gab mir dafür sofort eine Abmahnung, während ich das abgekartete Spiel durchschaute. Ich ließ mich von meinem Arzt, der durchaus Verständnis für meine Lage zeigte, für einen Monat krankschreiben. Er sagte: »Für Sklaventreiber arbeitet man nicht!«

Während meiner Erkrankungszeit rief mich der Chef mehrfach auf meinem Handy an und versuchte dabei, mich unter Druck zu setzen: »Ruf zurück, ein Maul zum Reden haste ja wohl noch«, schnauzte er auf meine Mailbox.

Ich schaltete wieder meinen Rechtsanwalt ein, der dieser tyrannischen »Matschbacke« auf schriftlichem Wege einen juristischen Einlauf verpasste, dass die »Heide nur so wackelte«. Natürlich wollte mein Chef mich daraufhin gar nicht mehr in der Praxis beschäftigen und wir vereinbarten einen Auflösungsvertrag.

Aber da hatte ich schon wieder eine neue Arbeit in einem Rehazentrum in Aussicht. Dort war es hektisch, hell und unübersichtlich. Teilweise musste ich drei Patienten gleichzeitig behandeln, den Ersten beispielsweise mit Elektrotherapie, den Zweiten mit einem Bad und der Dritte wurde massiert. Das war ein Arbeitsumfeld, in dem ich es ebenfalls schlecht aushielt. Zudem merkte ich deutlich eine allgegenwärtige Hierarchie unter den Mitarbeitern, die den Beigeschmack ausgeprägten Ellenbogendenkens bei mir hinterließ. Ständig fühlte ich mich kontrolliert und beobachtet. Weil es sich dabei nur um ein Teilzeitjob handelte, betrieb ich, mit der Erlaubnis meines Arbeitgebers, nebenbei noch eine kleine Praxis, in der ich gelegentlich Privatpatienten massierte.

Doch dann musste ich mich zwischendurch wieder für kurze Zeit krankschreiben lassen, weil ich phasenweise »nicht mehr konnte«. Einmal rief mich, während ich krankgeschrieben war, jemand an und wollte in meiner Zweitpraxis eine Massage haben. Das war natürlich ein heißes Eisen, das ich aber anfasste, denn ich hatte in meiner Praxis kaum zu tun und musste die Miete bezahlen. Ich vereinbarte also einen Termin mit dieser Person. Als ich den Linienbus nahm, um zur Praxis zu fahren, blieb ich damit im Verkehrsstau stecken. Leider hatte ich die Telefonnummer des Anrufers nicht mitgenommen, wie ich es sonst immer tat. Somit konnte ich ihn auch nicht darüber informieren, dass ich zu spät kommen würde. Ich ärgerte mich schwarz über meine Vergesslichkeit, doch das nützte mir natürlich nichts.

Als ich viel zu spät bei meiner Praxis eintraf, war der potenzielle Kunde natürlich längst weg. Genervt setzte ich mich in ein nahegelegenes Café und bestellte mir etwas zu trinken. Als ich innerlich zur Ruhe gekommen war, überlegte ich mit einem Mal, wozu es wohl gut gewesen war, dass ich den Anrufer verpasst und mir auch seine Nummer nicht notiert hatte. Mich hatte schon die ganze Zeit ein gewisses Unwohlsein befallen, das mich drängte, nicht loszufahren. Ich wurde auch von starker Unlust befallen, mir seine Nummer zu notieren, was damit endete, dass ich sie nicht mitgenommen hatte.

Auf die Idee, dass mein Arbeitgeber mir tatsächlich eine Falle stellen wollte, kam ich nicht, denn ich dachte nicht im Traum daran, dass dieser Betrieb zu solchen Machenschaften imstande wäre. Doch am Montag der folgenden Woche sollte ich eines Besseren belehrt werden. Als ich zum Dienstbeginn erschien, forderte mein Vorgesetzter mich plötzlich lautstark dazu auf, mit ihm sowie einer weiteren Zeugin, in sein Arbeitszimmer zu kommen. Ahnungslos gehorchte ich ihm und er legte richtig los: »Du wolltest während der Zeit, in der du krankgeschrieben warst, meinen besten Freund privat massieren, das melde ich jetzt dem Chef!« Meine Knie wurden weich, ich zitterte und bekam augenblicklich Schweißausbrüche. Mein Vorgesetzter war mir in den Rücken gefallen, schlimmer ging es nicht mehr.

»Ich wollte gar nichts, du kannst mir nichts nachweisen und ohne Betriebsrat sage ich sowieso kein Wort mehr«, bekam ich noch raus, bevor ein dicker Kloß meinen Hals zuschnürte. Doch von da an ging es mir in dieser Firma nur noch schlecht, denn ich sollte Überstunden machen, dreckiges Geschirr abwaschen und viele Kollegen redeten nicht mehr mit mir.

Dann hatte ich einen Brief vom Personalbüro in meiner Hauspost. Es war eine Anhörung zu meinem Fehlverhalten. Ich sollte mich zu der Anschuldigung äußern. Das tat ich, indem ich meinen Anwalt einschaltete, der in seinem Brief wiederum annahm, dass mein Chef mir absichtlich eine Falle stellen wollte, was einen Verstoß gegen das Persönlichkeitsrecht darstellte.

Weil ich meinen juristischen Beistand hinzugezogen hatte, wurden über den Vorfall auch weitere Führungskräfte informiert, die über meinem Chef und dessen Vorgesetztem standen, andernfalls hätten sie die Angelegenheit mit mir alleine regeln können. Sie wurden deshalb von der Firmenleitung vorgeladen und erhielten einen mächtigen Anschiss für den Mist, den sie verbockt hatten. Insbesondere stellte man meinem Chef in Aussicht davon abzusehen, ihm den Posten der Leitung des gesamten Reha-Bereiches zu geben, um den er sich beworben hatte. Tja, da hatte er wohl einfach Pech.

Trotzdem erhielt ich eine Abmahnung für den Versuch, während meiner Krankmeldung zu arbeiten. Hätte ich den Mann nicht verpasst und ihn massiert, wäre eine fristlose Kündigung die Folge gewesen. Dann wäre mir nur der Weg zur Behörde geblieben, um für drei Monate Hartz IV zu beantragen, bevor ich Arbeitslosengeld erhalten hätte. Mit der Abmahnung konnte ich vorerst noch in der Firma bleiben, in der meine Tage jedoch gezählt waren. Ich meldete mich, weil ich es dort nicht mehr aushielt, wieder krank und suchte nach einer neuen Stelle. Während ich krankgeschrieben war, ging ich auch wieder zu dem Psychiater, der bei mir fälschlicherweise ADS diagnostiziert hatte. Er war inzwischen auch der Meinung, dass ich kein ADS hatte, sondern andere Probleme hinter meinen Beschwerden steckten. Methylphenidat wollte er mir auf keinen Fall mehr verschreiben. Doch was mit mir los war, konnte er noch nicht genau sagen. Fortan hatte ich alle drei Monate einen Termin bei ihm.

Das Personalbüro schickte mir mit einem Mal neue Anhörungen zu angeblichem Fehlverhalten nach Hause. Einmal hatte ich versehentlich einen Patienten auf eine zu heiße Fango gelegt, der sich daraufhin leicht den Rücken verbrannte, und das zweite Mal meldete ich mich nicht telefonisch krank, sondern schickte nur den gelben Zettel zum Personalbüro.

Sie terrorisierten und mobbten mich somit auch zu Hause und gaben mir auf diesem Weg ausdrücklich zu verstehen, dass ich mich endlich »vom Acker machen« sollte.

Als der Druck beinahe unerträglich war, fand ich eine kleine Massagepraxis, die mir eine Vollzeittätigkeit anbot. Das schien zuerst ein Geschenk des Himmels zu sein, denn es herrschte dort ein ruhiges Betriebsklima und ich hatte dreißig Minuten Zeit für jede Behandlung. Ich schien meinen Seelenfrieden endlich gefunden zu haben, doch eigentlich gab es dort nie genug für mich zu tun und irgendwann kam die Chefin plötzlich an und sagte mir, dass sie mir deswegen Minusstunden aufschreiben wollte. Ich hätte sie am liebsten mit einer Kettensäge zerstückelt, in ein Säurefass gesteckt und am tiefsten Punkt des Pazifiks versenkt. Außerdem sollte ich ständig Leuten Massagen geben, die eigentlich mit Krankengymnastikrezepten kamen – so was nennt man Abrechnungsbetrug.

Als ich im Juli 2012 zwei Wochen Urlaub hatte, konnte ich mich nicht recht erholen. Ich ahnte, dass mich nach meiner Rückkehr im Betrieb schlechte Neuigkeiten erwarten würden, womit ich Recht behalten sollte. Es gab ein Gespräch mit meiner Chefin in dem sie mir vorwarf, meine Patienten nicht einmal namentlich zu kennen.

Sie wies mich außerdem darauf hin, dass ich nur noch mit langen Ärmeln arbeiten durfte, weil man sonst meine neue Unterarmtätowierung sehen würde, was plötzlich wohl eine Zumutung für die Patienten war. Weiterhin gab sie mir die Verantwortung dafür, dass ich so wenig zu tun hatte und erklärte es damit, dass ich ein so seltsames Auftreten hätte. Dann meinte sie auch noch, mich nur weiterbeschäftigen zu können, wenn ich mich auf eine drastische Stundenreduzierung einlassen und außerdem nur noch Patienten mit Krankengymnastikrezepten behandeln würde.

Da war der Ofen endgültig für mich aus und ich beschloss kurz darauf, morgens nicht zur Arbeit zu gehen. Es war Schluss und ich hatte genug. Nachdem ich mich rechtzeitig telefonisch krankgemeldet hatte, rief meine Chefin mich an und versuchte, mich massiv unter Druck zu setzen. Ich sollte sofort zur Firma kommen, da mein Kalender »knackevoll« sei.

»Was haben Sie denn?«, fragte sie mich aggressiv. Ich legte einfach den Hörer auf, ging zu meinem Arzt und heulte ihm über die fiesen Machenschaften der Menschen die Ohren voll. Betroffen schrieb er mich wieder krank und gab mir eine Überweisung zur Psychotherapie. Burnout und Mobbing nannten sich seine Diagnosen, seitdem war ich fast eineinhalb Jahre krankgeschrieben. Weil meine Chefin hinterher mit dem üblichen Telefonterror loslegte, der für mich schon nichts Neues mehr war, schaltete ich meinen Anwalt wieder ein. Dieser warf ihr unter anderem in einem scharfen Ton vor, mich zum Abrechnungsbetrug genötigt zu haben. Da gab sie sofort Ruhe.

Somit konnte ich mich den Dingen widmen, die für meine Zukunft wichtig waren. Mich überkam plötzlich auch der Wunsch, nie wieder in meinem alten Beruf arbeiten zu wollen. Mit einem so zerlöcherten Lebenslauf, wie ich ihn hatte, konnte ich nicht mehr darauf hoffen noch eine vernünftige Firma zu finden.

Die Rettung meiner Zukunft sah ich in einer Umschulung, was ich jedoch nur mit Hilfe der Rentenversicherung hätte schaffen können. Dafür aber musste meine Berufsunfähigkeit erst einmal festgestellt werden, wofür der Gang in eine Rehaklinik notwendig war. Ich stellte also über meinen Arzt einen Kurantrag an die Rentenversicherung. Im September 2012 erhielt ich, durch die Empfehlung einer ehemaligen Arbeitskollegin, einen Therapieplatz bei Ines.

Sie war keine gewöhnliche Therapeutin, die Menschen in »Diagnosefächer« schob, sondern arbeitete vielmehr tiefenpsychologisch mit einer psychodynamischen, ganzheitlichen Betrachtungsweise.

Als ich ihr aus meiner Kindheit zu berichten begann, kamen die Gedanken an das, was mir passiert war, unvorbereitet und schmerzhaft in mir hoch. Die Gewalt, mit der diese Gefühle mich übermannten, erschreckte mich, denn damit hatte ich nicht gerechnet. Ich wütete in der Therapie wie ein gedemütigtes Kind, wenn ich davon erzählte, wie mein Vater mich unterdrücken wollte und meine Mutter mir keinen emotionalen Halt bot. Ich war erschüttert darüber, wie alleingelassen ich mich gefühlt hatte und das meine Eltern dies nicht einmal bemerkt hatten. Meine Bedürfnisse hatte ich ihnen nicht mitteilen können und sie wurden von ihnen auch nicht erkannt.

Im Winter 2012 genehmigte mir die Rentenversicherung, nachdem sie meinen Erstantrag abgelehnt hatte, die Reha.

Im Januar 2013 kam ich für fünf Wochen in eine psychosomatische Klinik. Ich hatte Zweifel daran, ob man meine Not wirklich erkennen würde und war sehr angespannt als ich dort eintraf. Die seltsamen Fragebögen, die ich bei der Aufnahme beantworten musste, irritierten mich zusätzlich.

Es ging dann mit Einzel- und Gruppentherapien sowie mit Entspannungsübungen und Terminen beim Sozialberater los.

Als ich nach drei Wochen immer noch nicht wusste, ob die zuständigen Fachleute sich entscheiden würden, in meinem Fall einer Umschulung zuzustimmen, hielt ich den angestauten Druck kaum noch aus. Mein Misstrauen, auch ihnen gegenüber, kannte inzwischen keine Grenzen mehr. Ich schlief schlecht, träumte wirres, zusammenhangloses Zeug, wälzte mich in dem kleinen Bett hin und her und verfiel angsterfüllten Grübeleien, weil mich schlimme Zukunftsängste heimsuchten. Ich überlegte wie ich reagieren sollte, wenn man meinen Wunsch ablehnen würde.

Von impulsiven Fensterſprüngen bis hin zu unangemeldeten Abreisen ohne weitere Kommentare war in meiner Fantasie alles möglich. Außerdem wurde ich immer depressiver. Die Folge meiner massiven Angst war, dass ich mit einem Mal exzentrisch wurde und gegenüber einigen Mitpatienten sonderbare Sachen äußerte, die ich normalerweise nicht gesagt hätte.

Meine Äußerungen wirkten, zusammen mit meinem angespannten Auftreten, auf diese Leute wohl bedrohlich und sie meldeten mein Verhalten der Pflegevisite, was ich nicht merkte.

Plötzlich wollte der Chefarzt mich sehen und als ich sein Zimmer betrat, saß neben ihm auch noch die Oberärztin. Ich spürte gleich, dass das mit mir geplante Gespräch der Schlüssel zu meinen Problemen sein würde. Sofort wurde ich deshalb zu demjenigen, der sich spielte. Und ich spielte mich gut: Jung aussehend, dynamisch und optimistisch wirkend, gab ich ihnen die Hand und dachte, dass es vorteilhaft sei, wenn ich »mich verstecken« würde.

Doch dann legte der Chefarzt richtig los: »Wir machen uns Sorgen, denn es gibt Patienten, die Angst vor Ihnen haben, woran kann das liegen?«

Ich tat so, als wüsste ich nicht, worum es ging.

»Sind Sie vorbestraft, haben Sie schon einmal sich selbst oder andere Menschen verletzt?« Ich verneinte alles.

»Wenn Sie eine psychische Stöhrung haben, die ihre Mitpatienten gefährden kann und uns nicht bekannt ist, müssen Sie abreisen, dann dürfen wir sie auf keinen Fall behandeln. Ist Ihnen das klar?«

In dem Moment sah ich mein gesamtes »Vorhaben« in Gefahr, denn ich merkte, dass die Therapeuten ein komplett falsches Bild von mir entwickelten. Ich erzählte ihnen, was für Probleme ich wirklich hatte.

Ich fing damit an ihnen zu beschreiben, welche Gedanken mich befielen, wenn ich beim Massieren die Hände auf die Haut depressiver Patienten legte. Es waren Gedanken vom Tod und dem Vergehen des Lebens, furchtbare Visionen, die mich dann unweigerlich überkamen.

Dieses Phänomen kannte ich schon sehr lange. Die beiden Therapeuten warfen sich Blicke zu, dann berichtete ich ihnen, dass ich ausgeprägte Kontrollzwänge hätte, die mich schon seit einigen Jahren verfolgten.

Wenn ich zur Arbeit fahren wollte, überkam mich oft die Angst, die Herdplatte angelassen zu haben und ich kontrollierte sie manchmal viele Male, bevor ich die Wohnung verlassen konnte. Ich stand dann jedes Mal vor diesem verfluchten Herd und starrte das Ding minutenlang an und legte immer wieder kontrollierend meine Hand drauf, ob noch Wärme zu spüren war.

Manchmal, wenn ich schon auf dem Weg zur Bahn war, packte mich dieser Kontrollzwang auch und ich musste zurück rennen, um den Herd zu kontrollieren.

Ich konnte nicht anders, deswegen kam ich manchmal zu spät zur Arbeit. Auch befielen mich an meinem Arbeitsplatz oft Ängste, dass während meiner Abwesenheit zu Hause eingebrochen werden könnte.

Dieses Buch war schon in seiner Entstehungsphase und ich befürchtete, dass der Computer mit all den wichtigen Daten für immer verloren gehen könnte.

Und immer wieder befielen mich nach Feierabend Ängste, dass ich auf der Arbeit etwas falsch gemacht haben könnte, woraus man mir am nächsten Tag einen Strick drehen würde.

Ich vertraute kaum einem meiner Kollegen in den Praxen. Hinter jeder Bemerkung, die aus meinem Arbeitsumfeld an mich herangetragen wurde, vermutete ich bald eine versteckte Bedeutung.

Als ich meine Schilderungen beendet hatte, fragte mich der Chefarzt:»Meinen Sie, es würde Ihnen ihre Befürchtungen nehmen, wenn ich in unseren Abschlussbericht an die Rentenversicherung schreibe, dass wir einer Umschulung in Ihrem Fall zustimmen, weil wir Sie nicht mehr in der Lage dazu sehen, dass Sie ihren alten Beruf noch länger ausüben können?«

»Ja«, kam es aus mir heraus.

»Gut, keine weiteren Fragen, ich schreibe das so rein!«

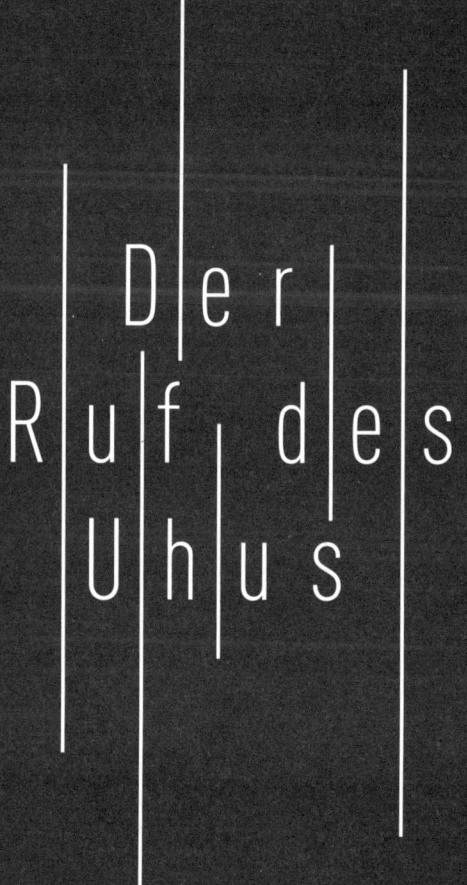

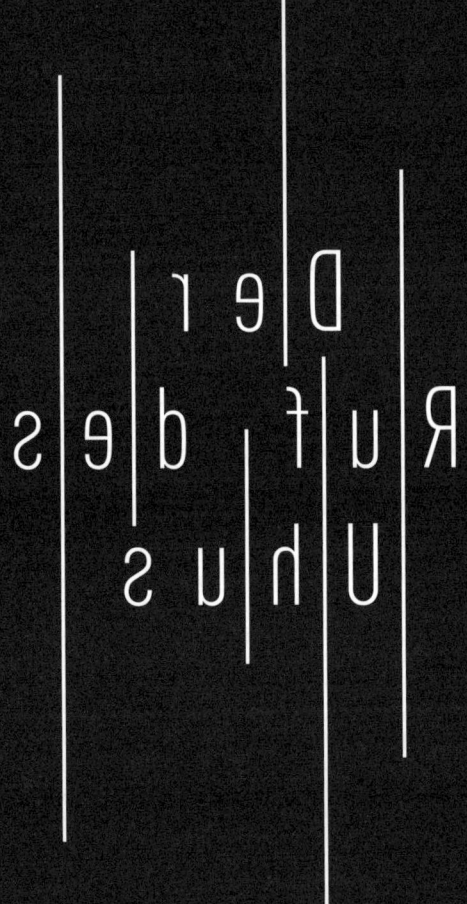

M an hatte einen Teil meiner Problematik erkannt und war bereit dazu, etwas für mich zu tun. Nach diesem Gespräch ging es mir in der Klinik deutlich besser. Als ich wieder zu Hause war, erhielt ich von der Rentenversicherung den ersehnten Bescheid, der mir bescheinigte, dass mir »Leistungen zur Teilhabe am Arbeitsleben« bewilligt wurden. Diese Hürde hatte ich also überwunden. Wieder hatte ich intuitiv vorhergesehen, dass es für mich in einer neuen Richtung weitergehen würde. Dennoch war diese positive Vorahnung auf der anderen Seite mit massiven Befürchtungen und Ängsten vor dem endgültigen Scheitern verbunden.

Genau so war es mir in vielen Situationen meines Lebens gegangen – meine Intuition sagte mir, dass alles gut werden würde und meine Angst stellte sich mir in den Weg, so dass ich die Botschaft meines Bauchgefühls oft nicht ernst genug genommen habe.

Da saß ich zu Hause, schrieb an diesem Buch und wusste immer noch nicht, was mit mir los war, was ich nun »hatte« und wer ich eigentlich war. Normal war ich in den Augen vieler Leute jedenfalls nicht, aber ADS hatte ich auf keinen Fall.

Weder meine Therapeutin Ines noch mein Psychiater sahen das so. Doch was gab es nicht alles an menschlichen »Merkwürdigkeiten«? Hatte ich eine Persönlichkeitsstörung, ohne dass es mir bewusst war? Für mich hatte jedenfalls mein Anderssein keinen »Krankheitswert«. Ich recherchierte im Internet und weil eines meiner vorrangigen »Markenzeichen« das häufige Desinteresse an Alltagskontakten war, suchte ich in dieser Richtung nach Informationen. Plötzlich stieß ich auf etwas Interessantes: Die schizoiden Menschen. Was waren denn das für welche?

Ich kannte nur den Ausdruck Schizophrenie – der Inbegriff für solche Personen war für mich bis dahin der von Anthony Perkins gespielte Norman Baits aus dem Film »Psycho«, der sich manchmal in seine mordende Mutter verwandelte. Doch so schlimm stand es mit mir ja nun bei Weitem nicht, wobei ich betonen möchte, dass dieser Filmcharakter wohl eher eine multiple Persönlichkeit beschreibt.

Schließlich fand ich einige Autoren, die Bücher über Persönlichkeitsmerkmale verschiedener Menschentypen veröffentlicht hatten. Es handelte sich um Fritz Riemann, Alexander Lowen und Roland Bäurle. Ich las diese Bücher und fand mich in den Beschreibungen über schizoide Menschen sofort wieder.

Als ich den Büchern die Informationen entnommen hatte, die ich brauchte, sprach ich meine Therapeutin darauf an: »Ines, ich muss etwas Wichtiges loswerden. Die Welt kam mir von Kindheit an unsicher, unheimlich und bedrohlich vor. Viele meiner Verhaltensweisen beruhten auf Imitation. Ich spiele also Rollen und habe Abgrenzungsschwierigkeiten gegenüber anderen Menschen. Ständig brauche ich das Gefühl, fest auf dem Erdboden zu stehen, um sprichwörtlich nicht den Halt zu verlieren. Ich halte »meine Energie« erheblich im Innern zurück, auch dreht sich mein Denken ständig um mich. Ich habe massive Erfahrungslücken im Zwischenmenschlichen und ziehe mich sozial zurück, wegen des Gefühls autark bleiben zu müssen. Ist das nicht schizoid?«

Ines öffnete weit die Augen und beugte sich vor.

»Und ob das schizoid ist«, sagte sie, als ob sie damit ausdrücken wollte, dass ich endlich von selbst auf mein Problem gekommen war.

»Du bist ein hochsensibler Mensch, wurdest durch deine Operationen traumatisiert, erlittest Hospitalismus, in der Schule hänselte man dich und du konntest dich in deinen Eltern nicht spiegeln, weil sie sich ständig in dich projizierten. Jeder schizoide Mensch erlebte in seiner Kindheit entweder Vernichtungsängste oder musste das schmerzhafte Gefühl ertragen, im Herzen seiner Mutter nicht angekommen zu sein; auf dich scheint sogar beides zuzutreffen. Die schizoide Persönlichkeitsstörung ist eine Strategie hochsensibler Menschen mit frühkindlicher Traumatisierung, um ihr »Ich« zu schützen.«

Nun war mir vieles klar und vor allem merkte ich, dass das, was ich niederschrieb, nicht irgendein lebenslanges Abenteuer eines verrückten Typen mit ADS war, wie ich mich bis dahin teilweise gerne betrachtete. Es ist ein Erfahrungsbericht über eine seltene Persönlichkeitsstörung, denn weniger als ein Prozent der Gesamtbevölkerung soll davon betroffen sein.

Als mir das klar wurde, war ich sehr traurig und depressiv und es dauerte mehrere Wochen, bis ich mich wieder beruhigt hatte. Ich wusste nun auch, warum es sich immer so unendlich gut anfühlte, wenn ich mich einmal wieder hatte krankschreiben lassen, denn der ständige Kontakt zu anderen Menschen überforderte und stresste mich übermäßig. Mich kostete ein Beruf, in dem ich mit vielen Menschen zu tun hatte, deutlich mehr Kraft als einem »Normalo«.

Meinem Psychiater berichtete ich ebenfalls von meiner neuen Erkenntnis. Er sagte: »Das kann sein, Ihre Vermutung deckt sich mit meiner Beobachtung, wie angreifbar Sie auf der emotionalen Ebene sind. Wir Psychiater lassen uns immer ein wenig Zeit bevor wir eine Diagnose bestätigen, aber ich denke, dass Sie damit durchaus richtig liegen.«

Also hatte ich mich richtig entschieden, den Beruf wechseln zu müssen – und dies rein intuitiv.

Hinter dem Phänomen, dass ich alles oder nichts hätte beruflich machen können, steckte wohl das Problem, dass ich mich in meiner frühen Kindheit nicht in einem anderen Menschen spiegeln konnte. Daher war es mir auch nicht möglich mich selbst zu erkennen. Deshalb wusste ich nicht, was ich werden wollte. Umso wichtiger ist es immer für mich gewesen, dass wenigstens andere mich erkannten, wobei ich mich zugleich davor fürchtete. Ich wusste auch nicht, wo meine Ich-Grenze war, woraus sich das Problem ergab, dass ich andere Menschen schnell als einen Teil von mir wahrnahm oder mich von ihnen überrollt fühlte, weil ich befürchtete ein Teil von ihnen zu werden, was zu sozialem Rückzug meinerseits führen konnte.

Erst mit fast einundvierzig Jahren war es mir mit therapeutischer Hilfe möglich, sehr viele Dinge zu erkennen und einzuordnen.

Die Therapie bei Ines zielte immer darauf ab, mich meinem inneren Kind zu widmen und es behutsam in den Arm zu nehmen. Dann sollte ich ihm gedanklich sagen: »Ich liebe dich und es tut mir leid, was dir passiert ist.«

Ich musste das tun, was meine Eltern nicht getan haben. Vielleicht konnten sie es irgendwann auch nicht mehr, denn meine Art, anderen Menschen unsichtbare Bewährungsproben aufzulegen, war ihnen gegenüber besonders intensiv.

Ich sonderte mich immer mehr von meinen Eltern ab, damit sie mir »hinterherliefen«, wobei ich gleichzeitig mein Ich vor ihnen retten wollte. Das spiegelt die innere Zerrissenheit wider, die den schizoiden Menschen charakterisiert – es ist ein Problem von Nähe und Distanz, ein unglaublich kräftezehrender Vorgang, der von außen nicht oder kaum erkannt wird.

Je mehr die Therapie voranschritt, desto wütender wurde ich auf meine Mutter und meinen Vater.

»Ich könnte meinen Vater dafür umbringen, was er mit mir gemacht hat«, schrie ich und schlug mit einem Baseballschläger auf den Sandsack im Therapieraum ein, während ich mir dabei vorstellte, dass er es war, den ich mit der Keule malträtierte.

Einige Wochen später wollte ich meinen Eltern eigentlich nur den gewohnten Besuch abstatten, mit ihnen gemeinsam essen, mich über ihre und meine Angelegenheiten unterhalten und einwenig fernsehen.

Irgendwann begann mein Vater, über diesen blöden Sportwagen zu reden, den ich damals demoliert hatte sowie das viele Geld, das er dafür bezahlen musste – er wurde dabei plötzlich auch anklagend und stichelte herum. Da platzte mir der Kragen und ich tat das, was ich schon lange tun wollte.

»Hätten meine Eltern mich liebevoller behandelt, wäre das mit dem Wagen vermutlich nie passiert«, sagte ich zu ihm und wunderte mich darüber, wie leicht diese Worte über meine Lippen kamen. Ich hatte mir diesen Moment viel schwerer vorgestellt, wenngleich mir bewusst war, dass er irgendwann kommen würde.

Mein Vater wusste genau, worauf ich anspielte und sah auf den Fußboden als er erwiderte: »Ich habe dich nie geschlagen, mehr als einen Klaps auf den Hintern hast du nicht gekriegt – wir haben so viel für dich versucht zu tun, aber du hast ja niemanden an dich rangelassen. So, ich will hier keine weiteren Diskussionen mehr führen. Ich bin alt und darf mich nicht aufregen.«

Dann stand er auf und ging schweigend in den Garten, um die Blumen zu gießen. Ich blieb mit meiner Mutter alleine in der Küche sitzen und offenbarte ihr, auf einen von mir gestellten Antrag einen Grad der Behinderung von 30 Prozent wegen »psychischer Störung« vom Versorgungsamt erhalten zu haben. Sie seufzt tief und ich merkte, dass diese Neuigkeit für sie wie ein Eimer kaltes Wasser ins Gesicht war. Sie sagte: »Das wollten wir nie. Immer haben wir uns bemüht, dass du wie ein normales Kind aufwächst, damit du dich nicht anders fühlst.« Was war das denn nur für eine Ansicht und für wen wollten meine Eltern vor allen Dingen, dass ich wie ein normales Kind aufwachse: Für mich? Dann wäre es nämlich genau der falsche Ansatz gewesen.

Die Rechnung konnte so einfach nicht aufgehen – denn nur, weil sie mich »normalen« Umweltbedingungen »ausgesetzt« hatten, konnten sie doch nicht erwarten, dass ich dadurch normaler wurde – eher das Gegenteil! Wollten sie nicht sehen, was mit mir los war?

Ich stellte meine Mutter zur Rede, aber sie wich meinen Fragen aus. Schließlich sagte sie nur: »Dein Vater macht sich zumindest schwere Vorwürfe, dass er dir nicht gerecht werden konnte, aber er kann es nicht zugeben!«

Deswegen war ich auch nicht böse auf seine vorherigen Bemerkungen, sie waren wohl pure Verdrängungsmechanismen – was auch auf das momentane Verhalten meiner Mutter zutraf.

Sie schenkte sich eine Tasse Kaffee ein, setzte sich zu mir an den Tisch und sah mich an. Dann erzählte sie mir plötzlich von einem Traum, den sie kurz zuvor gehabt hatte.

Wie immer in solchen Situationen hörte ich ihr gespannt zu, denn ich hatte das Unterbewusste schon immer sehr stark bewertet. Sie erzählte mir, dass ich in ihrem Traum in der Küche vor ihr stand und ein Kind auf dem Arm trug.

Dann habe ich zu ihr gesagt: »Das will ich nicht mehr haben.«

Ich habe das Kind vorsichtig auf den Küchentisch gelegt, sie nahm es daraufhin hoch, wickelte es liebevoll in eine Decke ein, wobei es friedlich schlief und lächelte. Das war ihre Erzählung. Plötzlich sah mich meine

Mutter an, während ihre Augen dabei feucht wurden. Dann sagte sie mit zittriger Stimme diese Worte, die ich in meinem Leben nicht mehr vergessen werde:

»Dirk, ich liebe dich!«

Ich konnte ihr anmerken, wie schwer es ihr fiel, diese Worte zu sagen, doch sie hat es getan. Mir war es in dem Moment nicht mehr möglich, den Schwall meiner Tränen zurückzuhalten, selbst wenn ich es gewollt hätte.

Sie stand auf, streckte mir ihre Arme entgegen und streichelte liebevoll meinen Kopf.

»Ja, weine ruhig, mein Junge, das tut dir gut«, sagte sie und musste dabei fast mit mir weinen.

Warum hatte sie mir diese Worte bisher niemals sagen können? Mein ganzes Leben lang, bis zu diesem Zeitpunkt hatte ich das Gefühl, mir die Frage stellen zu müssen, ob meine Mutter mich eigentlich liebte. Doch sie tat es wirklich, denn das merkte ich in diesem Augenblick so sehr wie noch nie und es tat gut, das einmal gespürt zu haben.

Als ich am selben Abend nach Hause fuhr, und mich bei meinen Eltern verabschiedete, drückte mein Vater mir fünfzig Euro in die Hand. »Hier, du bekommst ja momentan nur Krankengeld, das brauchst du bestimmt mal zwischendurch«, sagte er dabei.

Er konnte mir seine Liebe wohl nicht anders zeigen, doch das war auch okay für mich. Mein Vater würde immer jemand für mich bleiben, dem ich die Hand reichen konnte, um ihn zu begrüßen und mich von ihm zu verabschieden – mehr aber eben nicht. Ich merke ständig, dass ich eine gewisse Distanz zu ihm einhalten muss.

Aufgrund der Zusage, in einen anderen Beruf mit weniger Menschenkontakt umschulen zu dürfen, verschwanden meine Existenzängste und Zwangsgedanken übrigens fast vollständig, wenigstens für den Moment, denn ich vermute, dass das kein Dauerzustand bleiben wird – doch das wird die Zukunft zeigen.

Zu meiner Schwester konnte ich leider nie einen guten Draht finden. Sie ist verheiratet und hat zwei Kinder. Vielleicht war es für meinen Vater auch ein seelischer

Heilungsprozess, Opa geworden zu sein. Er ist nämlich, seit er Enkelkinder hat, sehr altersmilde geworden. Wie dem auch sei – vor drei Jahren schenkte er mir und meiner Schwester eine beträchtliche Geldsumme.

Ich überlegte, was ich mit dem Geld wohl machen könnte. Zuerst dachte ich an den Kauf eines Grundstücks, auf das ich einen Zirkuswagen stellen wollte, der mit einem Ofen ausgestattet war. So konnte ich sicher sein einen Rückzugsort zu haben, der ohne die Hilfe anderer funktionieren würde und immer für mich bereitstand.

Doch dann entschied ich mich anders und ich kaufte mir von diesem Geld, in der Nähe meines elterlichen Wohnorts, eine kleine, renovierungsbedürftige Wohnung. Ich machte sie, gemeinsam mit meinem besten Freund, wieder flott. Ja – ich habe tatsächlich den Fehler gemacht ihn erneut aufzusuchen, um ihn als Handwerker in mein Projekt mit einzubeziehen.

Der Schuss konnte nur nach hinten losgehen! Nach der Kernrenovierung krachte es ordentlich zwischen uns wegen einiger Unstimmigkeiten hinsichtlich der Bezahlung und ich zog den schroffen Rückzug vor – diesmal allerdings endgültig. Die Wohnung benutze ich manchmal als Rückzugsort, um das Gefühl zu haben, mein »Ich« jederzeit retten zu können.

Johanna findet es auch gut, dass ich mehr auf mich und meine Bedürfnisse achte.

In der Nähe dieser Wohnung ist auch ein See und wenn es Nacht wird, gehe ich gelegentlich über die Waldwege hinunter zum Wasser, wo ich dann mit der Natur ganz alleine bin.

Am See setze ich mich oft auf eine Bank und lasse meinen Blick über die Bäume am anderen Ufer schweifen. Von dort drüben höre ich manchmal einen Uhu rufen. Ich glaube, dass es mir Glück bringt, wenn ich den Ruf des Uhus höre.

Als ich in der psychosomatischen Klinik war, hörte ich vom nahen Waldgebiet auch einen Uhu rufen, wenn ich nicht einschlafen konnte und vom offenen Fenster aus in die Dunkelheit schaute.

Dieser Blick ins Dunkle tat mir schon immer sehr gut. Irgendwann geht am anderen Ufer des Sees über den Wipfeln der Bäume der Mond auf.

Er umkreist unsere Welt, wie mein Denken sich ständig nur um mich drehte. Kein Wunder, dass ich kaum Freunde hatte, aber ich vermisse Freunde oder Bekannte auch nicht, denn Menschen sind mir eigentlich zu langweilig, zu laut oder zu anstrengend. Ich halte sie nie lange aus – sie mich übrigens auch nicht. Mein einziger Kumpel ist Elena, die gleichzeitig auch noch eine Art mütterlicher Beistand ist. Trotz der Streitereien, die manchmal immer noch zwischen uns entstehen können, haben wir bis heute zusammengehalten.

Wenn der Nachtwind mein Gesicht streichelt, die Bäume hinter mir leise rauschen und das Wasser des Sees plätschert kann es vorkommen, dass mich eine tiefe Melancholie überkommt. In solchen Augenblicken merke ich, wie sehr ich die Menschen liebe – aber nur dann, denn um dieses Gefühl auskosten zu können, bedarf es einer wichtigen Voraussetzung: Dass die anderen weit genug weg sind.

Bibliografische Information der Deutschen Nationalbibliothek
Die Deutsche Nationalbibliothek verzeichnet diese Publikation in der
Deutschen Nationalbibliografie; detaillierte bibliografische Daten
sind im Internet über http://dnb.d-nb.de abrufbar.

1. Auflage 2014

© 2014 Verlag der Ideen, Volkach
www.verlag-der-ideen.de

ISBN 978-3-942006-14-9

Korrektorat: Mona Gensch
Covergestaltung, Layout und Satz:
Jonas Dinkhoff, www.starkwind-design.de

Druck und Weiterverarbeitung:
Westermann Druck Zwickau GmbH

Printed in Germany